• 어른을 위한 두뇌 운동 퀴즈북 •

뇌가 젊어지는
매일 문해력 퀴즈

HRS 학습센터 지음

GBB 가위바위보

나이 들수록 문해력 훈련이 필요한 이유

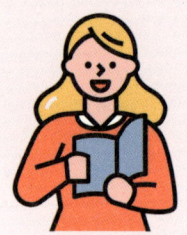

　문해력은 단순히 글을 읽고 이해하는 능력을 넘어, 일상생활 속에서 소통, 판단, 사고, 감정 표현까지 잘할 수 있게 도와주는 힘입니다. 특히 중장년 이후의 삶에서 문해력은 삶의 질을 좌우하는 중요한 요인이 됩니다. 복잡한 사회 속에서 정보에 접근하고 이를 올바르게 해석하며, 타인과의 관계를 원활하게 이어가는 데 필수적인 능력이기 때문입니다.

　《뇌가 젊어지는 매일 문해력 퀴즈》는 바로 그 문해력을 실생활 속에서 체계적으로 다질 수 있도록 돕는 책입니다.

　중장년층은 언어 사용 환경이 급격하게 변화한 디지털 사회에서 상대적인 소외감을 느끼기 쉽습니다. 동시에 인지력 저하나 기억력 감퇴에 대한 불안을 경험하기도 합니다. 이런 현실을 반영하여, 이 책은 단순한 문제풀이가 아닌 언어 능력 전반을 자극하는 체계적인 문해력 훈련을 목표로 삼았습니다.

　문해력은 훈련을 통해 충분히 유지되고 향상될 수 있습니다. 하루 10~15분의 꾸준한 실천만으로도 말과 글에 대한 감각을 되살리고, 두뇌를 활발히 자극하며, 소통과 공감 능력을 높일 수 있습니다.

　이 책이 많은 독자에게 즐거움과 자신감을 불어넣기를 바랍니다.

《뇌가 젊어지는 매일 문해력 퀴즈》의 특징

- ☑ 중장년층이 헷갈리는 낱말과 표현을 엄선해 실생활에서 바르게 사용할 수 있게 했습니다.

- ☑ 상황 유추, 속담 해석, 한자성어 학습을 통해 생각하는 힘을 키워줍니다.

- ☑ '맞추다/맞히다', '잊다/잃다' 같은 혼동 표현을 구체적 문장으로 확실히 구분할 수 있게 했습니다.

- ☑ '플렉스', '갓생' 같은 요즘 신조어를 쉽게 이해하고 사용할 수 있게 했습니다.

- ☑ 그림 관찰, 미로 찾기, 짝 찾기 등 다양한 시각적 문제로 지루함 없이 집중력과 관찰력을 동시에 기를 수 있게 했습니다.

- ☑ 속담과 사자성어로 말의 깊이와 품격을 높일 수 있게 했습니다. 평범한 대화도 지혜롭고 멋스럽게 표현할 수 있습니다.

- ☑ 약봉투, 건강검진표, 각종 안내문 등 실제 생활문서를 활용한 문제로 정보 이해력과 판단력을 높였습니다.

- ☑ 짧은 시간 안에 할 수 있는 분량으로 구성되어 매일 1~2장씩 꾸준히 실천할 수 있습니다.

× × ×

쉽게 설명할 수 없다면
제대로 이해하는 게 아니다.

- 알베르트 아인슈타인, 물리학자

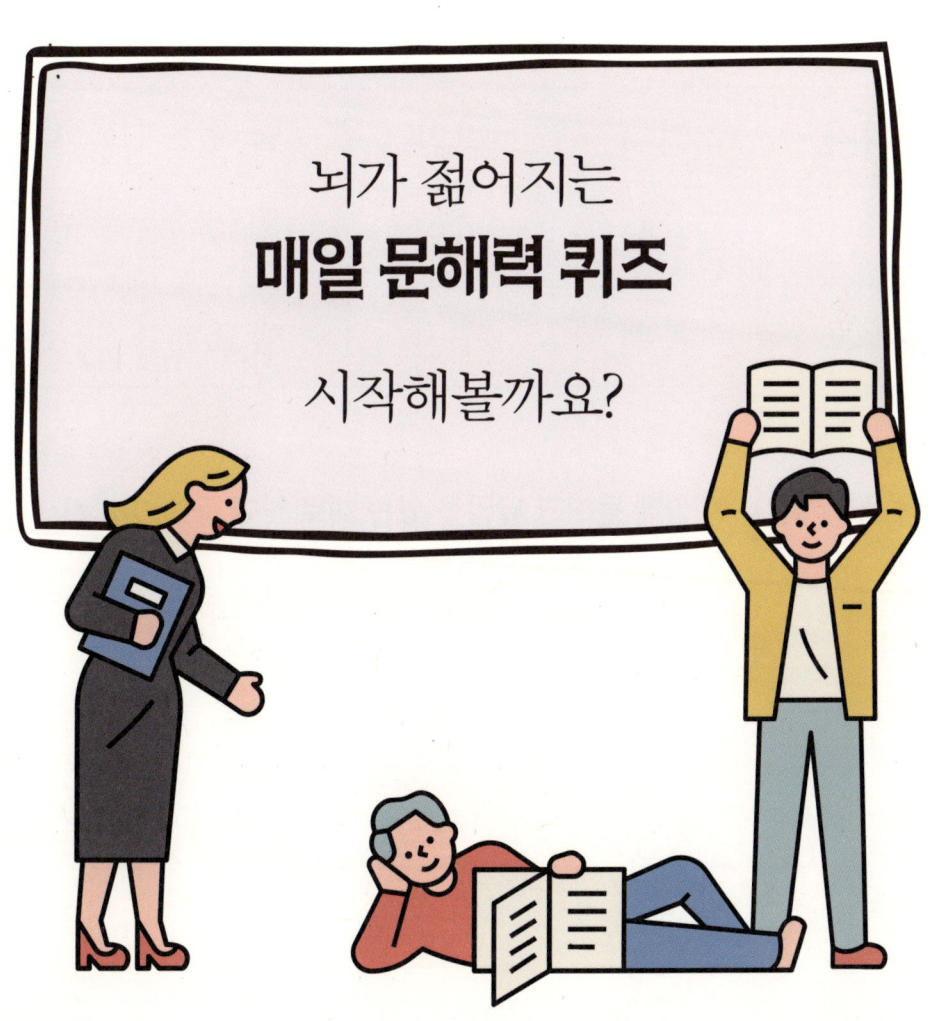

01 어휘력 기본 테스트

1) 다음 중 'ㄱ'으로 시작하는 낱말을 있는 대로 찾아 동그라미 하세요.

동태	해	가방	산나물	두더지
고양이	참외	손님	책상	고무
의자	키위	반찬	달력	침구
컵받침	스탠드	가위	전등	도로
메모	볼펜	수저	담요	차

2) 다음 중 'ㄱ'과 'ㄴ'이 함께 들어간 낱말을 있는 대로 찾아 동그라미 하세요.

주사위	간장	별	금년	강아지
딸기	기념	방석	병	수저
크림	책	노트	고구마	경찰
오토바이	병원	건강	가수	현대
유리	거울	두드러기	옷	공놀이

02 어휘력 연상 테스트

다음 보기처럼 자음으로 시작하는 낱말을 생각나는 대로 적어보세요.

| ㄱ | | ➡ | 건 | 물 |

1) 'ㄴ'으로 시작하는 낱말을 적어보세요.

| ㄴ | | | ㄴ | | | ㄴ | |
| ㄴ | | | ㄴ | | | ㄴ | |

2) 'ㄷ'으로 시작하는 낱말을 적어보세요.

| ㄷ | | | ㄷ | | | ㄷ | |
| ㄷ | | | ㄷ | | | ㄷ | |

03 중심어를 구체적으로 설명하는 낱말들

1) 알고 있는 질병의 종류를 빈칸에 써보세요.

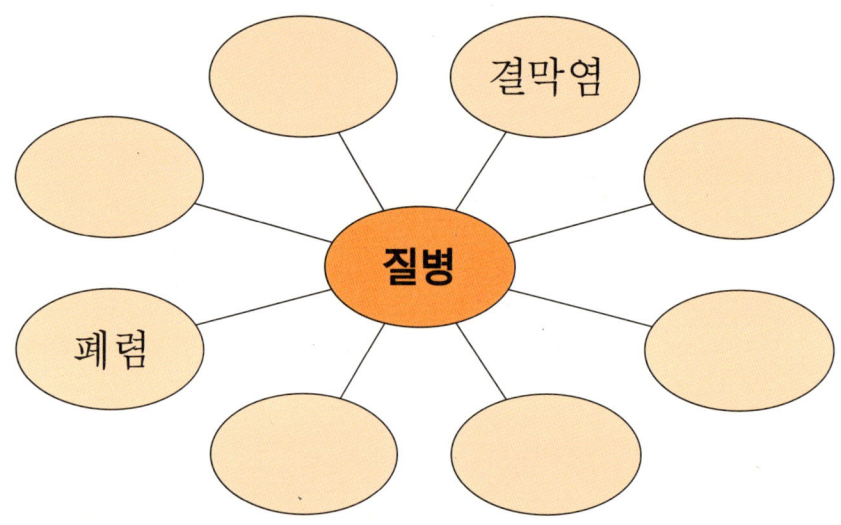

2) 알고 있는 운동의 종류를 빈칸에 써보세요.

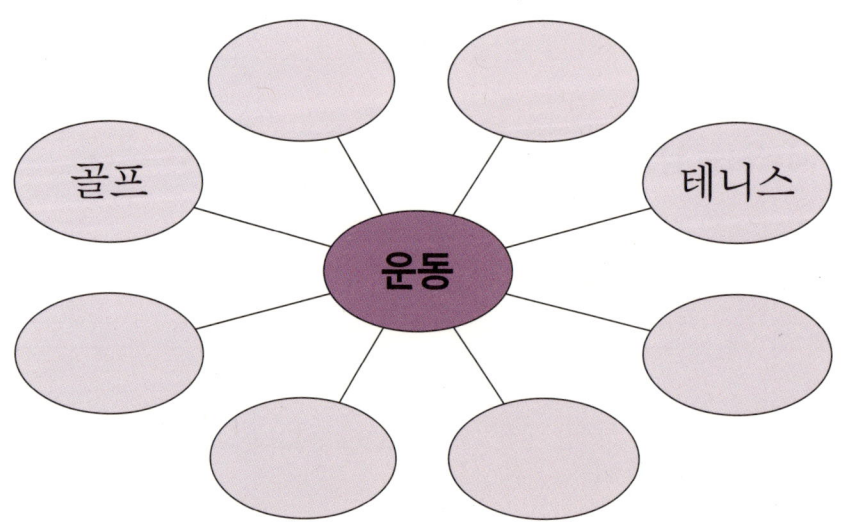

04 한자가 포함된 낱말들

1) 물 수(水)가 들어가는 낱말을 빈칸에 적어보세요.

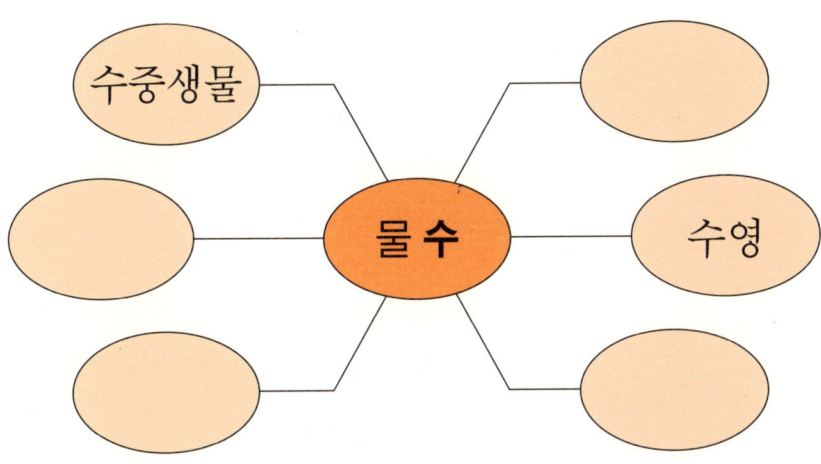

2) 다툴 경(競)이 들어가는 낱말을 빈칸에 적어보세요.

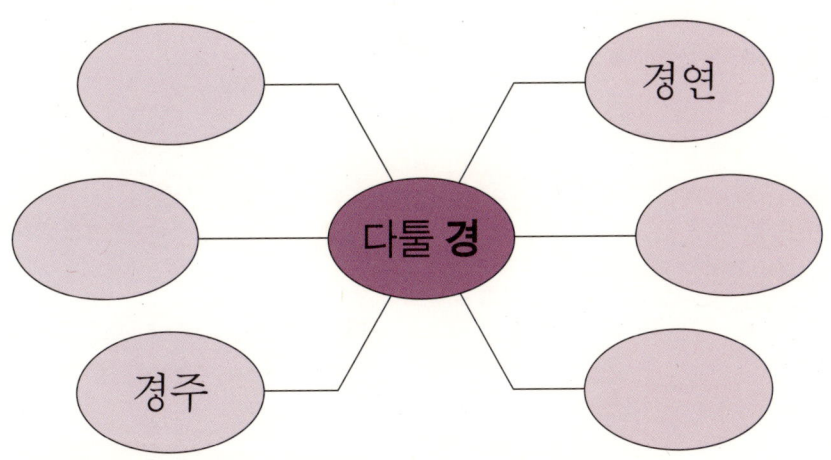

05 감정을 나타내는 낱말과 뜻 찾기

왼쪽의 낱말들이 구체적으로 어떤 감정을 가리키는지 알맞은 뜻을 찾아 선으로 이어보세요.

의아하다 • • 감격, 기쁨, 희망 따위가 넘칠 듯이 가득하다.

후련하다 • • 의심스럽고 이상하다.

무안하다 • • 수줍거나 창피해 볼 낯이 없다.

벅차다 • • 어떤 사물이나 분위기에 홀해 마음이 달뜨다.

황홀하다 • • 언짢던 것이 풀려 마음이 시원하다.

흐뭇하다 • • 즐겁고 상쾌하다.

철렁하다 • • 마음에 흡족하여 매우 만족스럽다.

유쾌하다 • • 뜻밖의 일에 놀라 걱정되거나 마음이 무거워지다.

자랑스럽다 • • 남에게 드러내어 뽐낼 만한 데가 있다.

06 딱 맞는 낱말로 명료한 문장 만들기

빈칸에 들어갈 낱말을 보기에서 골라 문장을 완성하세요.

1) 민원   문서

구청 직원들은 주민들이 요구한 (   )을/를 처리했다.

2) 식욕   면역력

좋은 식습관을 갖고 운동을 잘하면 (   )을/를 높일 수 있다.

3) 통제   통치

수업 시간에 휴대 전화를 사용하는 것을 (   )하기로 결정했다.

4) 공상   창조

예술가는 새로운 것을 (   )하는 사람들이다.

5) 판정   판매

회사에서는 홍보를 해야 (   )가/이 증가한다고 판단했다.

6) 협정   협치

양국은 긴 정상회담 끝에 무역 (   )을/를 맺고 발표했다.

07 의미가 반대되는 낱말 찾기

1) 다음 문장을 읽고 밑줄 친 낱말의 뜻과 반대되는 것에 ∨표 하세요.

> 그는 지금의 삶에 만족하지 않았다. 좀 더 풍요롭고 알찬 삶을 살고 싶었고 타인에게 사랑을 주는 그런 사람이 되고 싶었다. 그는 그런 <u>이상</u>을 꿈꿨다.

- ☐ 현실
- ☐ 정상
- ☐ 평상
- ☐ 형상

2) 다음은 두 개의 낱말로 이루어진 묶음입니다.
이중에서 반대말로 된 묶음이 아닌 것에 ∨표 하세요.

- ☐ 같다 — 다르다
- ☐ 많다 — 적다
- ☐ 약하다 — 강하다
- ☐ 허락 — 승낙
- ☐ 건조하다 — 습하다

3) 다음은 '허락'과 관련된 낱말입니다.
이중에서 반대되는 뜻으로 쓰이는 낱말에 ∨표 하세요.

- ☐ 용인
- ☐ 인정
- ☐ 수락
- ☐ 찬성
- ☐ 불허

4) 다음 문장을 읽고 밑줄 친 낱말의 뜻과 반대되는 것에 V표 하세요.

> 날씨가 포근해 오랜만에 산책했다. 개나리꽃과 벚꽃이 펴서 꽃내음이 기분 좋게 전해졌다. 바람에 실려온 봄 냄새에 문득 <u>추억</u> 하나가 떠올랐다.

☐ 기억 ☐ 회상
☐ 미래 ☐ 옛일

5) 다음은 두 개의 낱말로 이루어진 묶음입니다.
   이중에서 반대말로 된 묶음이 아닌 것에 V표 하세요.

☐ 여유 — 다급 ☐ 존중 — 무시
☐ 의존 — 자립 ☐ 수용 — 거절
☐ 찬란 — 찬연

6) 다음은 '수용'과 관련된 낱말입니다.
   이중에서 반대되는 뜻으로 쓰이는 낱말에 V표 하세요.

☐ 수긍 ☐ 수취
☐ 포용 ☐ 거부
☐ 인정

08 낱말을 다채롭게 사용하기

1) 다음 문장을 읽고 밑줄 친 낱말의 뜻과 다르게 쓰인 것을 찾아 V표 하세요.

> 방송에 등장해 손님이 많았던 식당이 <u>돌연</u> 폐업한 사실이 뒤늦게 알려졌다.

☐ 갑자기   ☐ 별안간   ☐ 난데없이   ☐ 예상대로

> 할머니는 새벽마다 기도했는데, 그 모습이 참으로 <u>경건하게</u> 보였다.

☐ 성스럽게   ☐ 엄숙하게   ☐ 경박하게   ☐ 숭고하게

2) 다음 문장을 읽고 밑줄 친 낱말 대신 사용할 수 있는 것에 V표 하세요.

> 등산은 최고의 운동이다. <u>가파른</u> 산을 오르면 기분 전환도 되고 심폐 기능뿐만 아니라 다리 근력도 강화할 수 있다.

☐ 평평한   ☐ 완만한   ☐ 비탈진   ☐ 강한

> 이사 온 동네는 도시에서 멀리 떨어진 <u>한갓진</u> 곳이었다. 창밖으로 소음이 들리지 않아 편안했다.

☐ 시끄러운   ☐ 가난한   ☐ 불편한   ☐ 조용한

09 우리말 바로 쓰기

다음 문장을 읽고 빈칸에 들어갈 순우리말에 V표 하세요.

1) 봄철에 먹는 도다리쑥국은 포실포실한 도다리와 쑥향이 잘 어우러져 (   ) 국물 맛을 내는 별미이다.

☐ 달보드레한   ☐ 미끌미끌한   ☐ 보들보들한   ☐ 시큼시큼한

2) (   ) 다가오는 손주의 손길에 쓸쓸했던 마음이 스르르 풀렸습니다. 말없이 곁에 있어주는 다정함에 '사는 맛'이 저절로 느껴집니다.

☐ 뜬금없이   ☐ 살찌게   ☐ 살갑게   ☐ 낯 뜨겁게

3) 긴 세월을 함께한 남편이라 그런지, 말없이 내어준 찻잔에서 그의 따뜻한 (   )이 느껴졌다.

☐ 선물   ☐ 화   ☐ 마음결   ☐ 재촉

10 웃으면서 핵심을 찌르는 속담

우리나라 속담은 비유와 상징을 통해 풍자와 교훈을 줍니다.
다음 설명을 읽고 적절한 낱말을 넣어 같은 뜻의 속담을 완성해보세요.

1)
> 아무리 깊은 물이라도 깊이를 가늠할 수 있지만, 사람의 속마음은 알 수가 없다.

(   ) 길 물속은 알아도 한 길 사람 속은 모른다.

2)
> 어떤 사람에 대해 이야기를 하는데 공교롭게도 그 사람이 나타나는 경우를 말한다. 그 자리에 없는 사람이라고 흉을 보면 안 된다.

(   )도 제 말 하면 온다.

3)
> 겉모습이 아니라 속에 담긴 진심이나 실력, 본질이 더 중요하다.

(   )보다 장맛이 좋다.

4)
> 거의 다 된 일을 찰나의 실수로 망치게 된다.

다 된 (   )에 코 빠뜨린다.

11 언어 감각과 상황 판단력을 키우는 속담

속담은 사람의 마음을 콕 찌르는 지혜를 주고, 상황을 명쾌하게 해석하도록 도와줍니다. 다음 글을 읽고 어떤 속담을 뜻하는지 찾아 V표 하세요.

1) '곡식을 찧고 남은 껍질을 먹은 개는 혼나고, 귀한 쌀을 먹은 개는 멀쩡하다'는 속담으로, 나쁜 일을 한 사람은 들키지 않고, 덜한 죄를 지은 사람은 들켜서 남의 허물까지 뒤집어쓰게 된다는 뜻

☐ 뼈다귀 먹던 개는 들키고 쌀 훔친 개는 안 들킨다.
☐ 뼈다귀 먹던 개는 들키고 배부른 개는 안 들킨다.
☐ 등겨 먹던 개는 들키고 쌀 먹던 개는 안 들킨다.
☐ 밥 먹던 개는 들키고 쌀을 먹던 개도 들킨다.

2) 칼날을 잡은 사람과 칼자루를 잡은 사람이 서로 싸우는 상황에서 유리한 조건에 있는 사람을 이기기는 어렵다는 뜻

☐ 도마 잡은 놈이 칼자루 잡은 놈을 이길까.
☐ 도마 간 놈이 칼자루 잡은 놈을 상대할까.
☐ 칼날 잡은 놈이 칼자루 잡은 놈을 당할까.
☐ 칼을 잘 간 놈이 칼자루 잡은 놈을 웃길까.

12 추리력과 연상력을 키우는 낱말 퀴즈

다음 힌트를 순서대로 읽으며 어떤 낱말을 뜻하는지 빈칸에 적어보세요.

1)
딱딱하고 아주 차가워요.
먹을 수 없어요.
냉동식품을 사면 꼭 넣어줘요.

| 드 | | | | 스 |

2)
알록달록해요.
색칠하는 데 쓰는 연필이에요.
컬러링북과 찰떡궁합이에요.

| 색 | | |

3)
작고 네모나게 생겼어요.
외국에 나갈 때 꼭 필요해요.
신분을 증명하는 데 쓰여요.
출입국 심사대에서 꼭 보여줘야 해요.

| 여 | |

4)
오래됐지만 촌스럽지 않고 오히려 멋스러워요.
낡은 LP판, 오래된 카메라, 자개장에 이런 감성이 있어요.
요즘 젊은이들은 이 스타일을 멋지다고 해요.
프랑스 와인의 등급에서 온 말이기도 해요.

| 빈 | 티 | |

5)
비가 온 후 하늘에서 볼 수 있어요.
이 이름이 들어가는 떡이 있어요.
일곱 가지 색깔이에요.
희망과 행복을 상징해요.

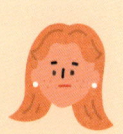

| 무 | | |

6)
전 세계인이 즐겨보는 미국의 동영상 공유 플랫폼이에요.
구글에서 운영해요.
구독자가 10만 넘으면 실버 버튼을 받고,
100만 넘으면 골드 버튼을 받을 수 있어요.

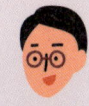

| 유 | | 브 |

7)
과거엔 이걸 손으로 직접 했어요.
신문, 책, 잡지를 만들 때 꼭 필요해요.
잉크를 사용해 글이나 그림을 종이에 찍는 것을 말해요.

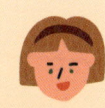

| 인 | |

8)
요즘 젊은이들이 자주 쓰는 말이에요
비싼 걸 사거나 자랑할 때 써요.
영어로는 '힘을 과시하다'는 뜻이에요.
돈 쓰는 걸 당당하게 표현하는 신조어예요.

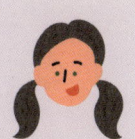

| 플 | 렉 | |

13 긴 말보다 촌철살인의 어휘로!

한자성어는 교훈과 지혜를 줄 뿐만 아니라 품격 있는 대화에 요긴한 글자입니다.
다음 글을 읽고 어떤 한자성어로 표현할 수 있는지 찾아 V표 하세요.

1) 독감 백신을 미리 맞으면 겨울철 감기 바이러스에 대비할 수 있다.

- ☐ 공중누각(空中樓閣)
- ☐ 죽마고우(竹馬故友)
- ☐ 유비무환(有備無患)
- ☐ 이심전심(以心傳心)

2) 부정을 저지르면서 그 자리를 백 년 만 년 유지할 거라고 생각하는 사람들이 있다면 착각이다.

- ☐ 권불십년(權不十年)
- ☐ 군계일학(群鷄一鶴)
- ☐ 기사회생(起死回生)
- ☐ 노심초사(勞心焦思)

3) 기업의 대표는 감사의 마음을 담아 수익의 일부를 지역사회에 자주 기부했다. 그는 덕을 쌓아 만물을 포용하라는 뜻의 한자성어를 자신이 신조로 삼는다고 말했다.

- ☐ 결자해지(結者解之)
- ☐ 후회막급(後悔莫及)
- ☐ 후덕재물(厚德載物)
- ☐ 회자정리(會者定離)

14 품격을 더해주는 한자성어

한자성어를 많이 알면 알수록 말 한마디에 무게감이 실리고, 듣는 사람도 귀 기울이게 만들 수 있습니다. 밑줄 친 글을 한자성어로 표현할 때 맞는 것에 V표 하세요.

1) 그는 젊은 시절 잘나가던 기업의 사장이었다. 하지만 재정 악화로 내리막길을 걸어 <u>예전의 찬란했던 자신의 모습을 그리워하며 후회하고 있다.</u>

- ☐ 남가일몽(南柯一夢)
- ☐ 두문불출(杜門不出)
- ☐ 명경지수(明鏡止水)
- ☐ 배은망덕(背恩忘德)

2) 그녀는 직장 상사가 비리를 저지르는 것을 목격했다. 고민하던 끝에 회사에 알렸지만 오히려 내부 고발자가 되었다. 그녀는 지금 상황이 자신에게 불리하지만 <u>결국은 자신이 옳았다는 것으로 드러나리라</u> 믿고 있다.

- ☐ 속수무책(束手無策)
- ☐ 시종여일(始終如一)
- ☐ 사필귀정(事必歸正)
- ☐ 신지무의(信之無疑)

3) 어떤 사람들은 다름을 인정하지 않는 경우가 있다. <u>서로를 이해하려는 마음이 있다면, 꼭 똑같지 않아도 함께 어울릴 수 있다.</u> 이것은 지금 우리에게 꼭 필요한 지혜이다.

- ☐ 결자해지(結者解之)
- ☐ 후회막급(後悔莫及)
- ☐ 후덕재물(厚德載物)
- ☐ 화이부동(和而不同)

21

15 틀리기 쉬운 말 바로 알기

다음 낱말의 뜻을 보고 빈칸에 들어갈 낱말을 알맞은 형태로 쓰세요.

1)
> 가르치다 : 지식이나 기능, 이치 등을 깨닫게 하거나 익히게 하다.
> 가리키다 : 손가락 등으로 어떤 방향이나 대상을 집어서 알리다.

- 지수는 조금 전 수호가 있는 쪽을 (   )다.
- 선생님은 한 달 전부터 나에게 요가를 (   )고 있다.
- 옛날에는 할머니가 손주에게 바느질하는 법을 (   )다.

2)
> 맞추다 : 서로 떨어져 있는 부분을 맞게 대어 붙이다.
> 맞히다 : 문제에 대한 답을 틀리지 않게 하다.

- 헌집을 리모델링하면서 힘들었던 건 문짝을 문틀에 (   )는 것이었다.
- 스무고개에 대한 답을 정확하게 (   )면 상품을 드립니다.
- 30문제 중에서 겨우 5개만 (   )자 자존심이 무척 상했다.

3)
> 잊다 : 기억에서 사라지다.
> 잃다 : 가졌던 것이 자신도 모르게 없어지다.

- 그 사람은 첫사랑을 아직도 (   )지 못하고 있다.
- 욕심을 부리다 결국 친구의 신뢰를 (   )고 말았다.

빈칸에 들어갈 낱말을 보기에서 찾고 필요하면 알맞은 형태로 바꾸어 적어보세요.

어의없다	설겆이	들이켜다	설거지
체	낳다	거꾸로	웬지
채	낫다	왠지	

4) 싱크대에 꽉 찬 접시들을 (   )하니 속이 다 시원하네.

5) 막내아들은 아직 어려서 옷을 자주 (   ) 입는다.

6) 아까 점심을 먹어 배가 불렀지만 먹지 않은 (   )했다.

7) 손도 씻지 않은 (   ) 식탁에 앉아 수저를 들었다.

8) 버스를 기다리며 줄 서 있었는데, 누군가 새치기를 해버렸다. 정말 (   )었다.

9) 오늘은 (   ) 마음이 싱숭생숭해서 혼자 공원을 걸었다.

10) 찬바람을 깊이 (   )니 코끝이 얼얼했어.

11) 무릎에 난 상처가 다 (   )지 않았는데 또 넘어졌어.

12) 그녀는 세 아이를 (   )고도 여전히 건강하다.

16 사고력을 키우는 수수께끼

수수께끼는 언어 감각뿐만 아니라 인지력, 상상력을 키워줍니다.
다음 수수께끼 문제를 읽고 빈칸에 글을 넣어 답을 완성해보세요.

1) 눈을 감으면 보이고 눈을 뜨면 보이지 않는 것은?

| | |꿈|

2) 다리로 올라가서 엉덩이로 내려오는 것은?

| | | |틀|

3) 갈라진 솥뚜껑을 등에 지고 느릿느릿 걸어가는 것은?

|거| |

4) 내 것이지만 다른 사람들이 더 많이 쓰는 것은?

| |름|

5) 앞에서는 볼 수 있지만, 뒤에서는 볼 수 없는 것은?

|미| |

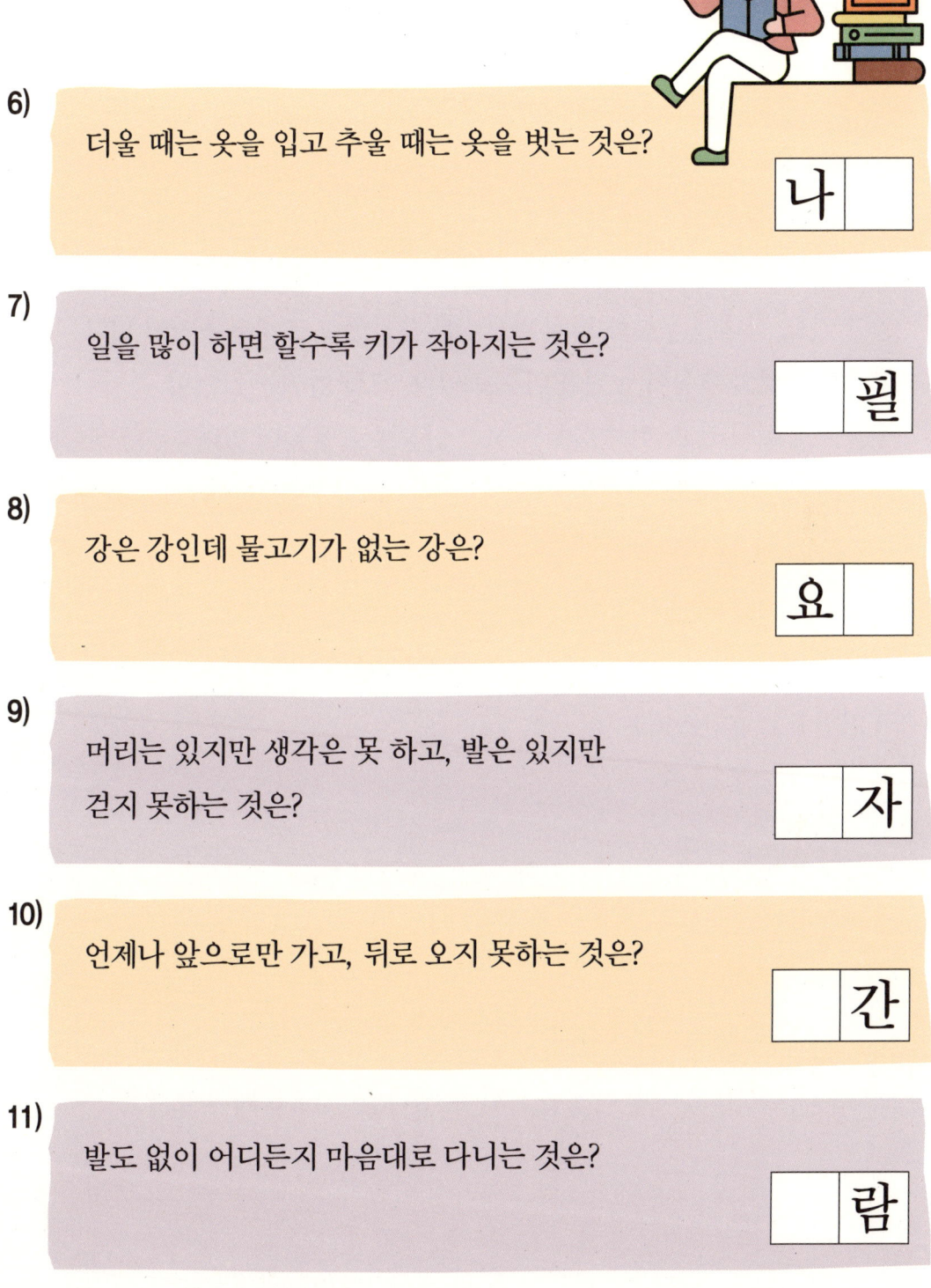

6) 더울 때는 옷을 입고 추울 때는 옷을 벗는 것은?

|나| |

7) 일을 많이 하면 할수록 키가 작아지는 것은?

| |필|

8) 강은 강인데 물고기가 없는 강은?

|요| |

9) 머리는 있지만 생각은 못 하고, 발은 있지만 걷지 못하는 것은?

| |자|

10) 언제나 앞으로만 가고, 뒤로 오지 못하는 것은?

| |간|

11) 발도 없이 어디든지 마음대로 다니는 것은?

| |람|

17　상황 유추하기

**다음은 문맥과 맥락을 잘 파악해 상황을 유추해보는 문제입니다.
보기의 글을 읽은 후 문제의 답을 찾아 V표 하세요.**

> 공원 벤치에 나이 든 부부가 사이좋게 앉아 있다. 남편은 신문을 읽고 있고, 아내는 무릎에 털실 바구니를 올려놓고 뜨개질을 하고 있다. 따스한 한낮의 햇살이 공원을 비추고 있다. 그들 앞에는 낙엽이 수북하게 쌓여 있고, 뒤쪽 나무는 붉은 단풍으로 물들어 있다.

1) 다음 중 위 장면의 분위기를 가장 잘 표현하는 말은 무엇인가요?
- ☐ 역동적이고 활기찬
- ☐ 고요하고 평온한
- ☐ 불안하고 혼란스러운
- ☐ 냉정하고 무표정한

2) 위 장면의 시간은 아침일까요, 낮일까요, 저녁일까요?
그렇게 생각하게 된 말을 찾아 적어보세요.

_____

3) 노부부의 모습에서 어떤 감정을 느낄 수 있나요? 자유롭게 써보세요.

_____

_____

> 비 온 후 시장 골목길은 물기로 반질반질하다. 햇살이 비치자,
> 상인들은 비닐을 걷어내고, 가게 앞에 물건을 다시 꺼내 진열했다.
> 한 아주머니가 우산을 접으며 과일가게 앞에 멈춰 섰다.
> 가게 주인은 "방금 들어온 과일이에요!" 하며 미소 지었다.
> 어디선가 전 부치는 소리와 함께 고소한 냄새가 풍겼다.

4) 다음 중 위 장면의 분위기를 가장 잘 표현하는 말은 무엇인가요?

- ☐ 축축하고 어두운
- ☐ 활기차고 정겨운
- ☐ 차갑고 냉정한
- ☐ 고요하고 쓸쓸한

5) 장면 속의 날씨를 연상시키는 말을 찾아 적어보세요.

_____

6) 위 장면에서 어떤 냄새나 소리가 떠오르나요? 자유롭게 써보세요.

_____

_____

18 결과표 이해하기

다음은 남성 A의 신체검사 결과표입니다.
결과표를 잘 보고 설명이 틀린 것에 V표 하세요.

1) 몸무게 측정 결과

키	몸무게	표준 체중
172cm	71kg	64.8kg

2) 시력 검사 결과

좌	우
0.8	1.5

3) 소변 검사 결과

당	잠혈	단백뇨
양성	음성	음성

☐ 남성은 당뇨병의 위험이 있다.
☐ 남성의 시력은 오른쪽 눈보다 왼쪽 눈이 나쁘다.
☐ 남성은 소변 검사에서 단백뇨가 발견되지 않았다.
☐ 남성은 표준 체중보다 적게 나간다.

19 꼭 알아야 할 요즘 낱말

다음은 50대의 두 사람이 나누는 이야기입니다.
대화를 잘 보고 빈칸에 정확한 낱말을 적어보세요.

1)
A : 요새 핸드폰을 너무 많이 보게 돼.
검색만 하면 친절하게 알려주니까. 넌 안 그래?

B : 며칠 전에 핸드폰을 잃어버렸거든? 급해서 전화하려니까
전화번호가 기억이 하나도 안 나는 거야. 너무 불안하더라고.

A : 맞아, 날짜도 핸드폰을 봐야 알고, 전화번호도 핸드폰에
다 저장되어 있으니….

B : 친구야, 우리 이러다가 디[ ][ ] 치매가 되는 거 아닐까?

2)
A : 너 요즘 핸드폰으로 사진 정말 잘 찍더라.
나도 가끔 찍긴 하는데, 네 사진 보면 분위기가 참 좋아.
어떻게 하면 감성 있게 사진을 찍을 수 있니?

B : 다 사진 어[ ] 덕분이지. 그냥 필터 하나만 입히면 사진이
확 달라지거든. 너도 핸드폰에 깔아봐.

20 이미지로 문해력 키우기

1) 사진을 보고 어떤 상황의 장면인지 알맞은 것에 V표 하세요.

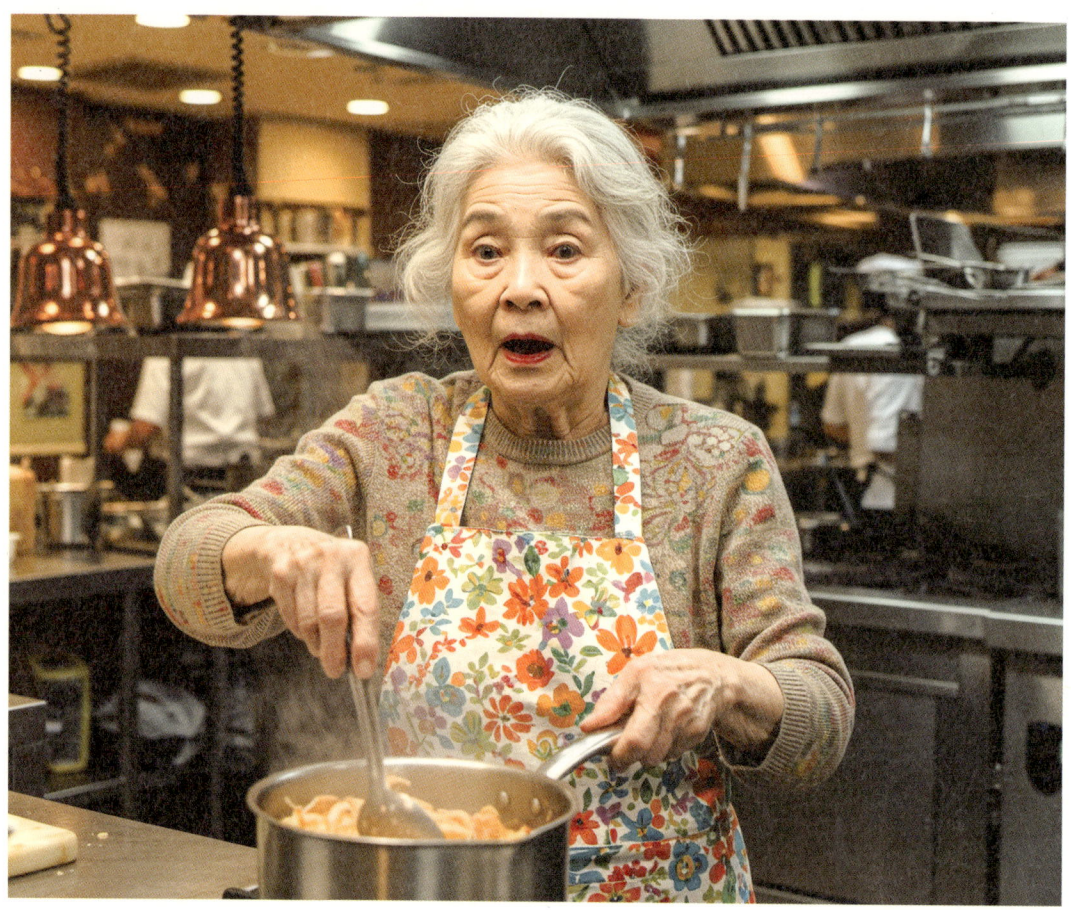

☐ 할머니가 음식의 맛을 보고 울고 있다.
☐ 할머니가 요리하다가 웃고 있다.
☐ 할머니가 요리하다가 주문을 잘못 받았다는 걸 알고 당황해하고 있다.
☐ 할머니가 요리하다가 전화를 받고 있다.

2) 사진을 보고 다음에 일어날 장면으로 알맞은 것에 V표 하세요.

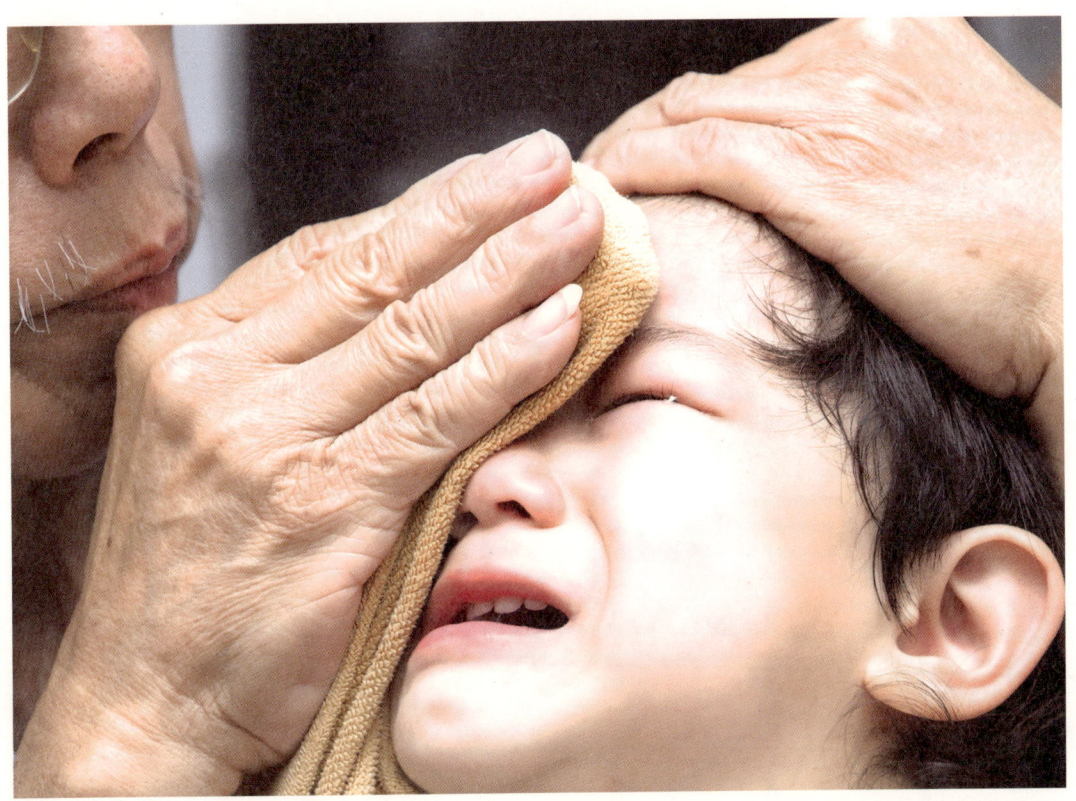

☐ 할아버지와 함께 병원으로 간다.
☐ 할아버지와 함께 공놀이 한다.
☐ 할아버지와 쇼핑하러 간다.
☐ 할아버지와 목욕하러 간다.

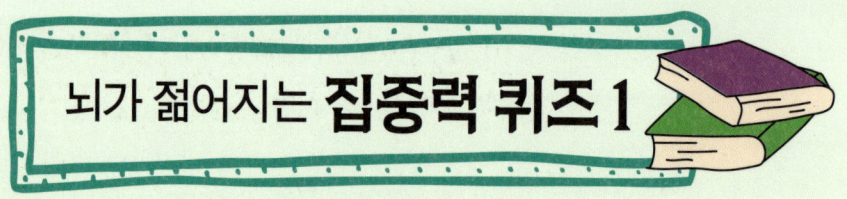

★에서 ▲로 가려면 미로를 통과해야 합니다.
어떻게 미로를 통과해야 하는지 선을 그어보세요.

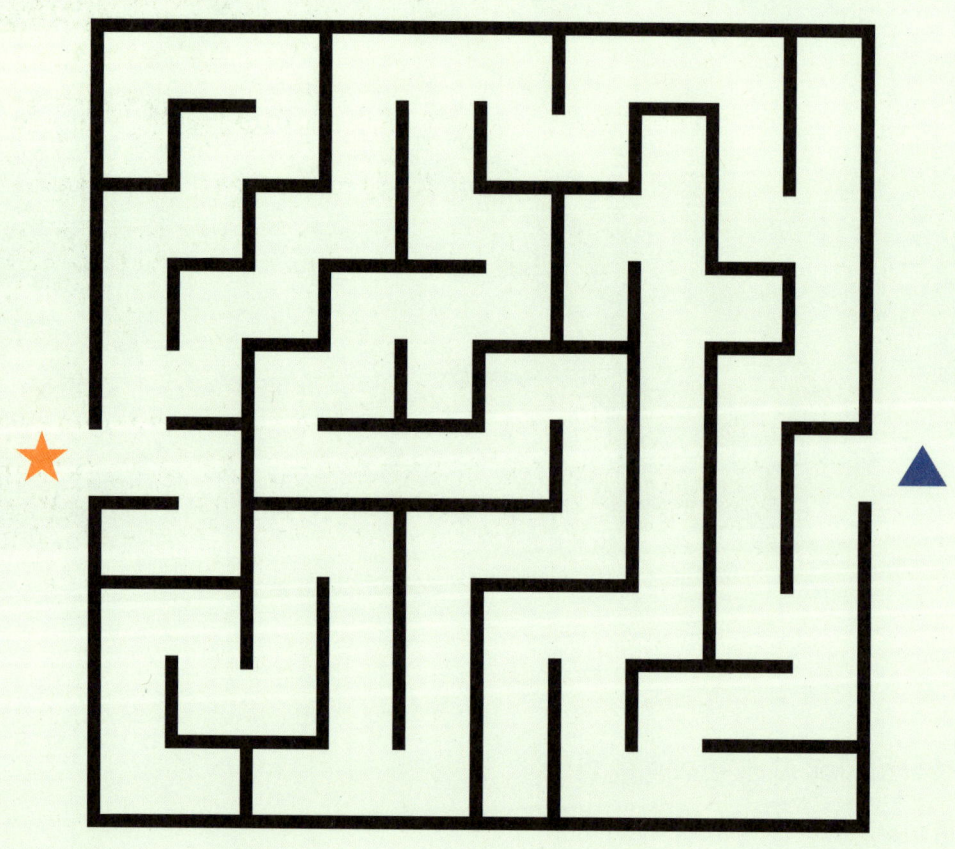

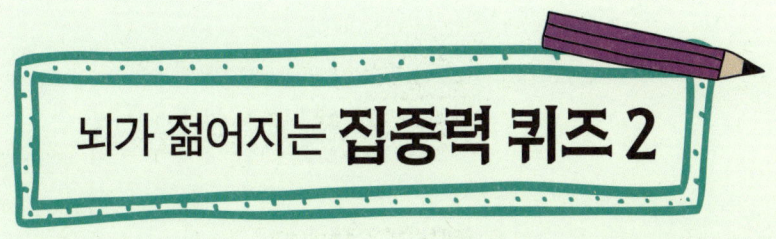

왼쪽의 양말과 같은 짝을 오른쪽에서 찾아 선으로 이어보세요.

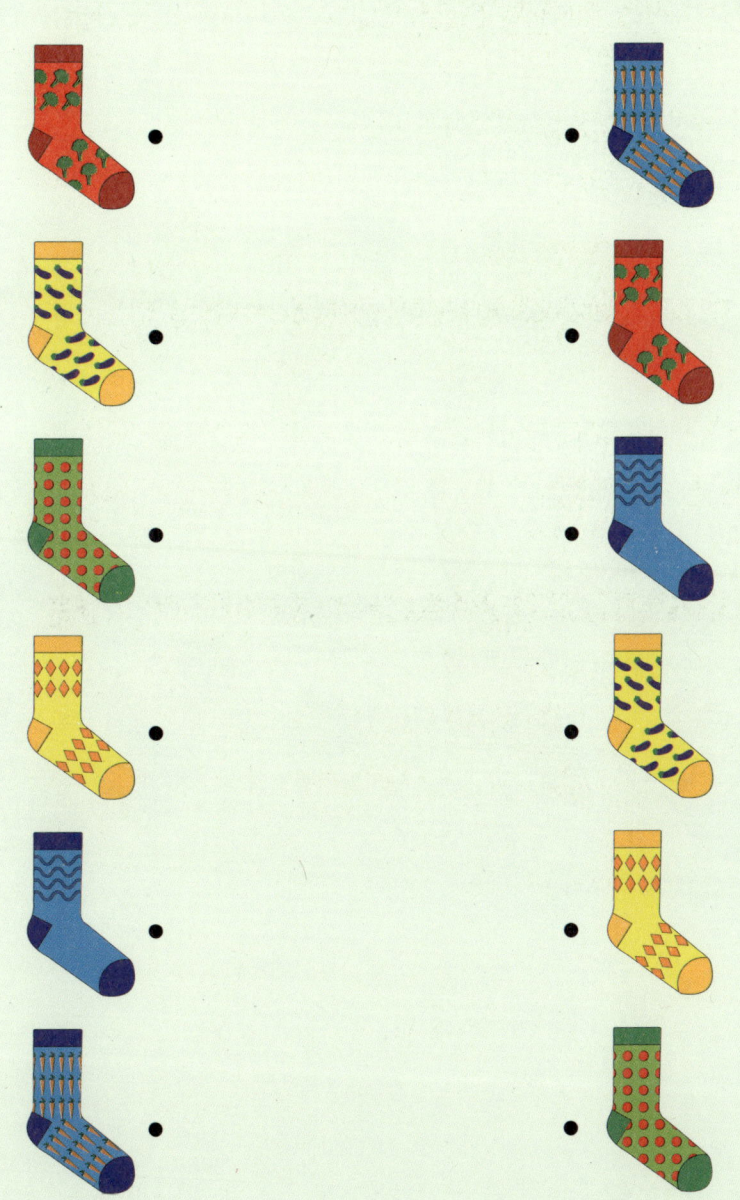

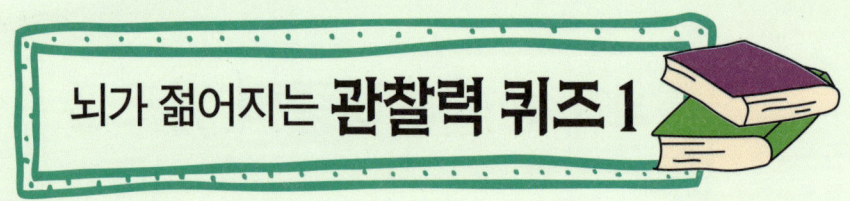

뇌가 젊어지는 관찰력 퀴즈 1

다음 그림에는 같은 모양의 아이스크림 2개가 숨어 있습니다.
찬찬히 관찰한 후 같은 모양의 아이스크림을 찾아 동그라미 하세요.

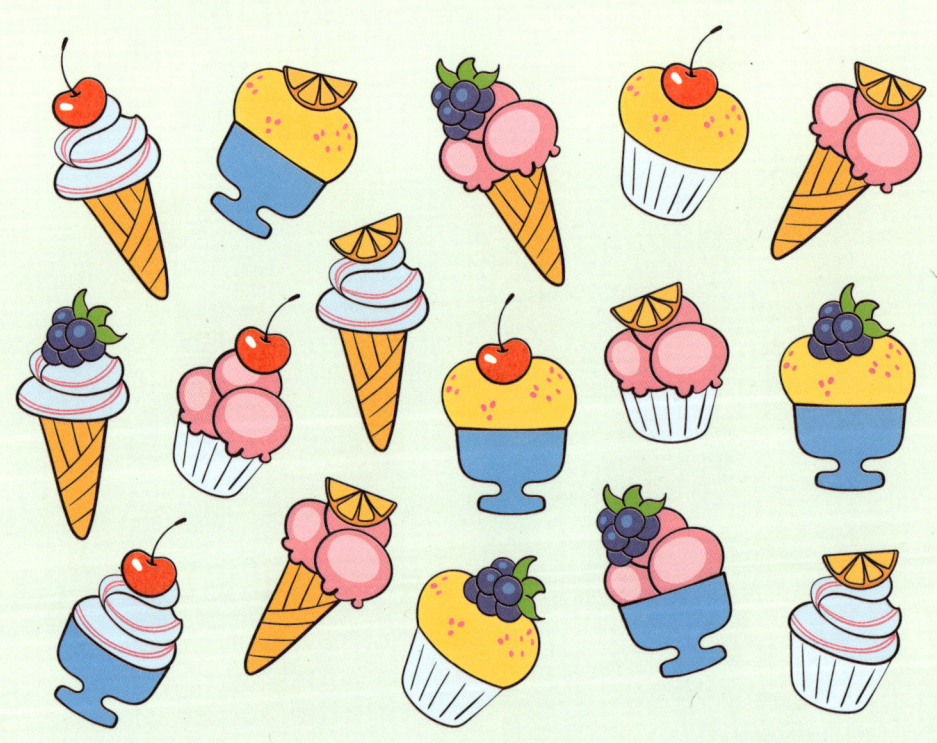

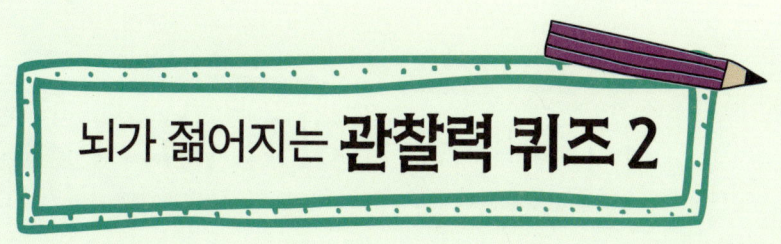

두 개의 그림 중에서 다른 점 3가지를 찾아 아래의 그림에 동그라미 하세요.

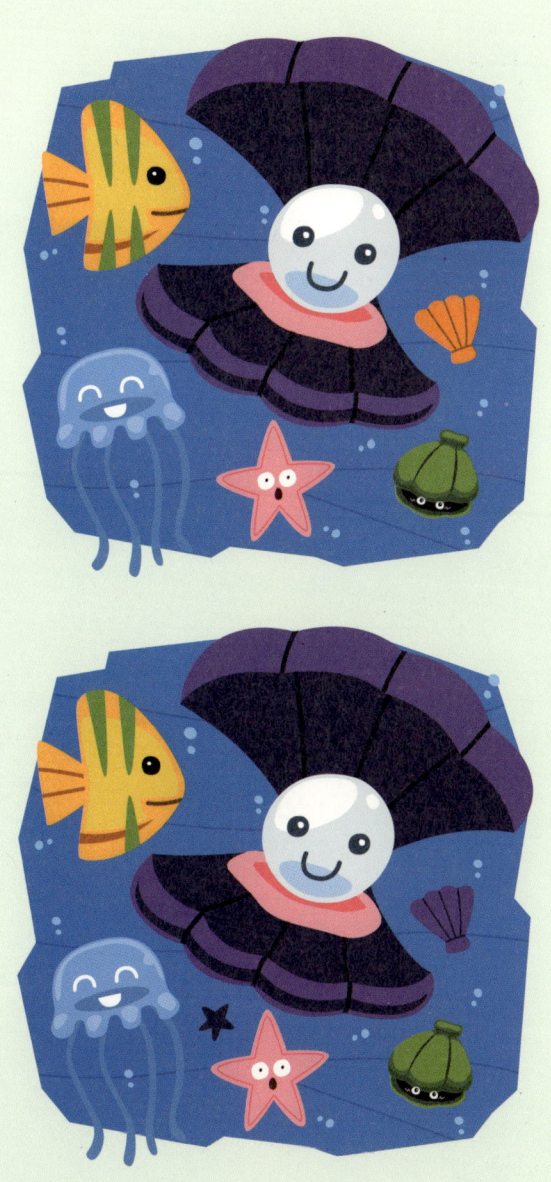

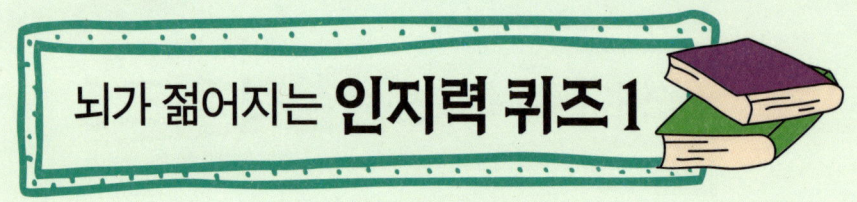

뇌가 젊어지는 인지력 퀴즈 1

가로세로 낱말을 자유롭게 채워 완성해보세요.

자	신	감

문	화	재

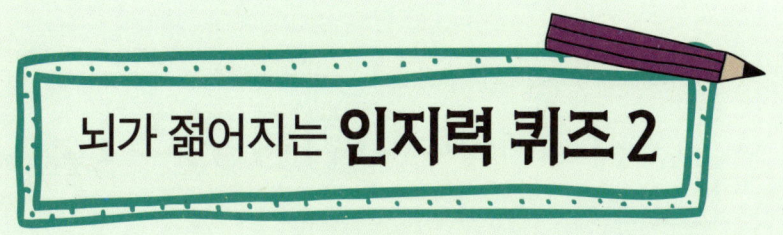

가로, 세로, 대각선에 숨어 있는 단어 2개를 각각 찾아보세요.

쉴	뮈	최	은
휄	대	컹	행
킴	팍	포	최

포	껴	화	가
탱	도	쥐	특
쉬	큐	쇡	맹

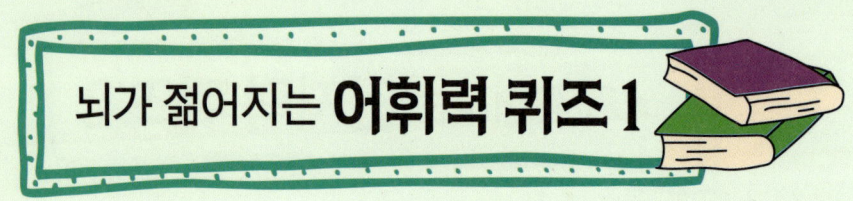
뇌가 젊어지는 어휘력 퀴즈 1

표에 들어 있는 글자를 조합해 빈칸에 들어갈 낱말을 만들어보세요.

중	협	소
어	번	력
화	가	묵

1) 지구가 물체를 끌어당기는 힘이다. (　　　　)

2) 공간이 좁고 작다는 뜻이다. (　　　　)

3) 생선의 살을 뼈째 으깨어 소금, 조미료 따위를 넣고 나무 판에 올려 쪄서 익힌 음식이다. (　　　　)

4) 상업 활동이 활발하고 화려해 사람들이 많이 모이는 도시의 거리를 가리키는 말이다. (　　　　)

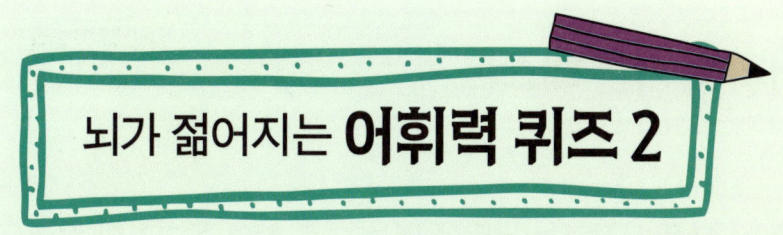

뇌가 젊어지는 **어휘력 퀴즈 2**

다음 그림을 글로 표현한 문장에서 올바르게 표기된 낱말을 골라 아래에 적어보세요.

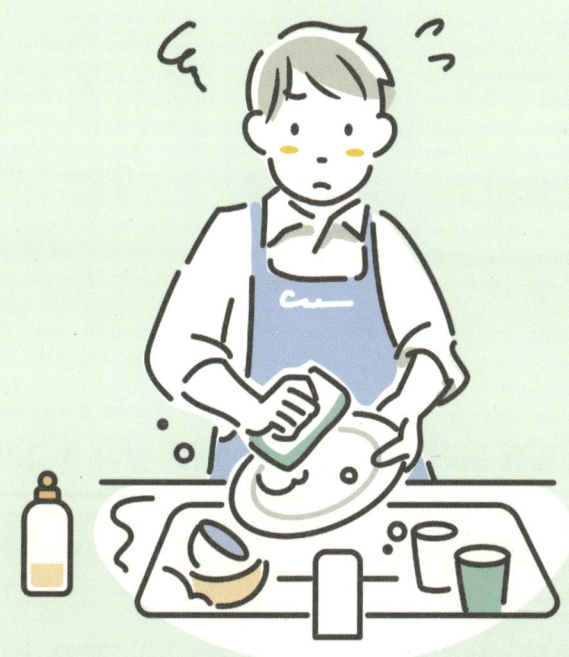

1) 접시에 (기름때 / 기름떼)가 많아 설거지하기가 힘들었다.

   _____

2) 퇴근하고 집에 오자마자 집안일을 해야 해서 기분이 (언짢았다 / 언잖았다).

   _____

39

21 어휘력 기본 테스트

1) 다음 중 'ㄴ'으로 시작하는 낱말을 있는 대로 찾아 동그라미 하세요.

등장	우유	쇼핑	기술	남자
나라	과목	미술	참여	구매
간식	다람쥐	칭찬	바둑	도착
시합	경대	나무	기호	속담
동물	활용	이동	출발	나비

2) 다음 중 'ㄴ'과 'ㄷ'이 함께 들어간 낱말을 있는 대로 찾아 동그라미 하세요.

문화	그림	낮말	고기	노동자
농담	외양간	교회	개구리	내일
풍습	가재	별	눈덩이	솜사탕
걱정	남동생	하늘	보배	사과
퍼즐	서당	생각	치마	꼬부랑

22 어휘력 연상 테스트

다음 보기처럼 자음으로 시작하는 낱말을 생각나는 대로 적어보세요.

| ㄹ | | ➡ | 라 | 면 |

1) 'ㅁ'으로 시작하는 낱말을 적어보세요.

| ㅁ | | | ㅁ | | | ㅁ | |

| ㅁ | | | ㅁ | | | ㅁ | |

2) 'ㅂ'으로 시작하는 낱말을 적어보세요.

| ㅂ | | | ㅂ | | | ㅂ | |

| ㅂ | | | ㅂ | | | ㅂ | |

23 중심어를 구체적으로 설명하는 낱말들

1) 알고 있는 음식의 종류를 빈칸에 써보세요.

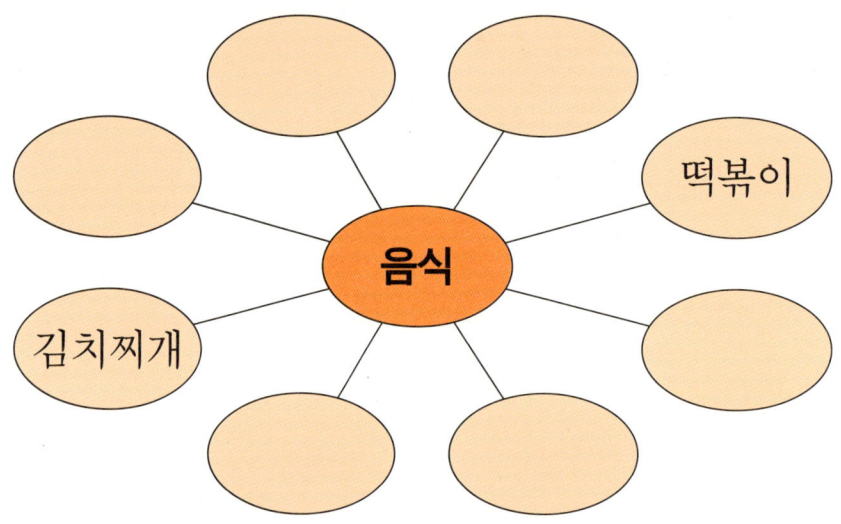

2) 알고 있는 감정의 종류를 빈칸에 써보세요.

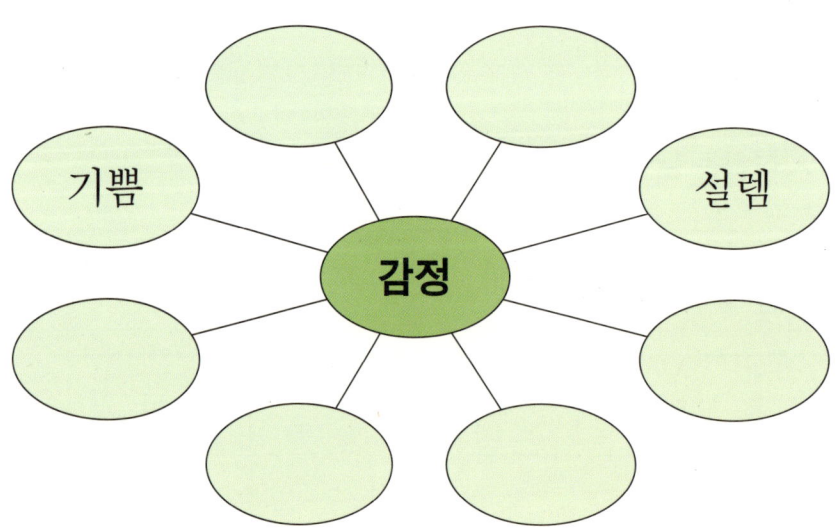

24 한자가 포함된 낱말들

1) 빛 광(光)이 들어가는 낱말을 빈칸에 적어보세요.

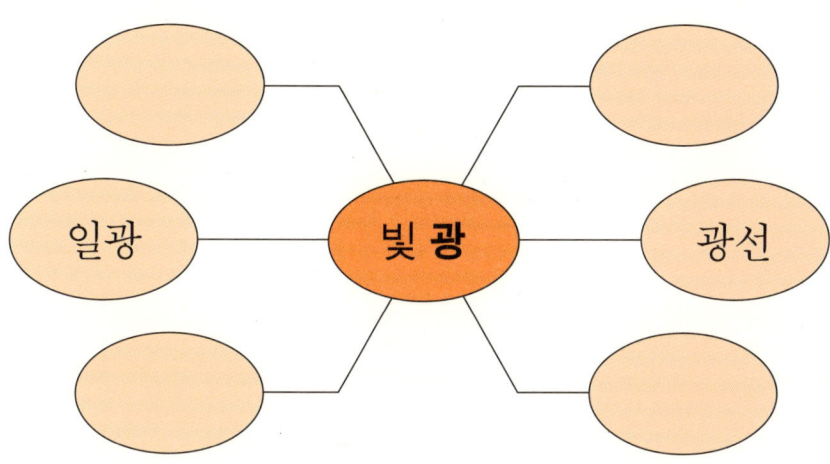

2) 소리 음(競)이 들어가는 낱말을 빈칸에 적어보세요.

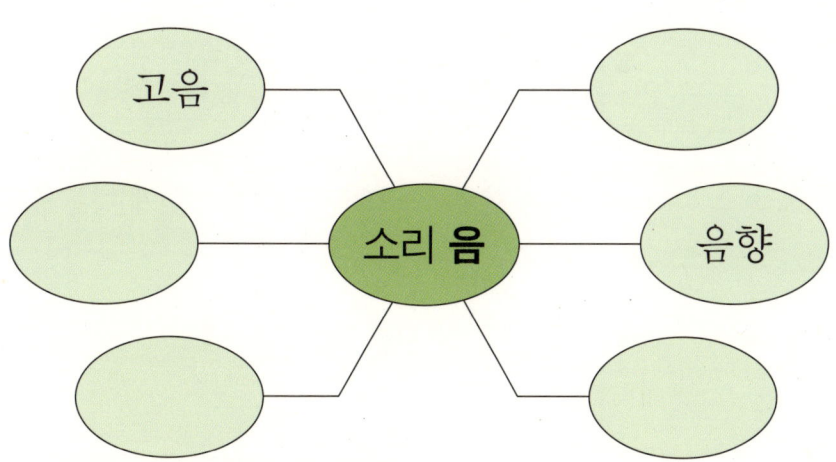

25 신조어가 나타내는 뜻 찾기

신조어는 대부분 기존의 단어를 조합하거나 압축해 만들어집니다.
왼쪽의 신조어가 어떤 뜻을 가리키는지 찾아 선으로 이어보세요.

| 갓생 • | • 성실하게 목표를 이루며 멋지게 사는 삶 |

| 킹받다 • | • 즉흥적으로 약속 잡고 만나는 모임 |

| 피셜 • | • 본인의 주장이나 생각 |

| 번개 • | • 이번 생은 망했다. |

| 이생망 • | • 너무 화나고 짜증날 때 쓰는 말 |

| 알잘딱깔센 • | • 무엇이든 물어보세요. |

| 무물보 • | • 알아서 잘, 딱 깔끔하고 센스 있게 행동하라는 뜻 |

| 꾸안꾸 • | • 꾸민 듯 안 꾸민 스타일 |

| 자만추 • | • 자연스러운 만남을 추구한다. |

26 딱 맞는 낱말로 명료한 문장 만들기

빈칸에 들어갈 낱말을 보기에서 골라 문장을 완성하세요.

1) 달성   돌파

아버지는 목적 (   )을/를 위해 물불을 가리지 않았다.

2) 차내   실외

건물 안에만 있었더니 답답해서 잠시 (   )로 나갔다.

3) 유감   사과

이번 일로 불편을 끼쳐 드린 점, 진심으로 (   )스럽게 생각한다.

4) 댓글   명언

아침마다 힘이 되는 (   )을 필사하는 것이 나의 습관이다.

5) 판매   구입

책은 온라인으로 (   )하면 할인도 되고 배송도 빠르다.

6) 체형   감정

나이 들수록 근육량이 줄어 (   ) 변화가 눈에 띄게 나타난다.

27 의미가 반대되는 낱말 찾기

1) 다음 문장을 읽고 밑줄 친 낱말의 뜻과 반대되는 것에 ∨표 하세요.

> 그는 친구가 성공했다는 소식을 들었지만, 진심으로 축하해주지 못했다. 겉으로는 미소를 지었지만, 마음속에는 질투심이 가득했다. 그 감정을 들키지 않기 위해 그는 아무렇지 않은 척했다.

- ☐ 비난
- ☐ 칭찬
- ☐ 응원
- ☐ 격려

2) 다음은 두 개의 낱말로 이루어진 묶음입니다.
   이중에서 반대말로 된 묶음이 아닌 것에 V표 하세요.

- ☐ 사다 — 팔다
- ☐ 웃다 — 울다
- ☐ 공감 — 이해
- ☐ 출발 — 도착
- ☐ 승리 — 패배

3) 다음은 '공감'과 관련된 낱말입니다.
   이중에서 반대되는 뜻으로 쓰이는 낱말에 V표 하세요.

- ☐ 이해
- ☐ 소통
- ☐ 인정
- ☐ 교감
- ☐ 적대

4) 다음 문장을 읽고 밑줄 친 낱말의 뜻과 반대되는 것에 V표 하세요.

> 그는 중요한 발표를 앞두고 잔뜩 긴장한 상태였다.
> 하지만 크게 숨을 <u>들이쉬며</u> 진정하려고 애썼고,
> 떨리는 마음을 다잡으며 차분하게 단상 위로 걸어 올라갔다.

- ☐ 들숨
- ☐ 날숨
- ☐ 호흡
- ☐ 수면

5) 다음은 두 개의 낱말로 이루어진 묶음입니다.
이중에서 반대말로 된 묶음이 아닌 것에 V표 하세요.

- ☐ 기쁨 — 슬픔
- ☐ 확신 — 의심
- ☐ 노력 — 수고
- ☐ 상승 — 하강
- ☐ 혼돈 — 질서

6) 다음은 '확신'과 관련된 낱말입니다.
이중에서 반대되는 뜻으로 쓰이는 낱말에 V표 하세요.

- ☐ 신념
- ☐ 믿음
- ☐ 확정
- ☐ 자신감
- ☐ 의심

28 낱말을 다채롭게 사용하기

1) 다음 문장을 읽고 밑줄 친 낱말의 뜻과 다르게 쓰인 것을 찾아 V표 하세요.

> 모두가 기대했던 영화였지만,
> 생각보다 <u>실망스러운</u> 전개와 연출로 아쉬움을 남겼다.

☐ 만족스럽지 않은　　☐ 기대 이하의
☐ 감탄스러운　　　　☐ 아쉬운

> 그는 조용히 문을 닫고 나가며, 마음속 깊이 <u>결심했다</u>.

☐ 다짐했다　　☐ 결의했다
☐ 망설였다　　☐ 마음먹었다

2) 다음 문장을 읽고 밑줄 친 낱말 대신 사용할 수 있는 것에 V표 하세요.

> 아침 햇살이 창문을 통해 집 안으로 들어오자,
> 거실 전체가 <u>환해졌다</u>.

☐ 어두워졌다　☐ 밝아졌다　☐ 흐려졌다　☐ 추워졌다

> 그는 갑작스러운 질문에도 당황하지 않고 <u>침착하게</u> 대답을 이어갔다.

☐ 급하게　☐ 재빠르게　☐ 차분하게　☐ 성급하게

48

29 우리말 바로 쓰기

다음 문장을 읽고 빈칸에 들어갈 순우리말에 V표 하세요.

1)
> 주말 아침, 햇살을 받으며 (   )을 따라 천천히 걸어가니,
> 소나무 사이로 스며드는 바람 소리에 마음까지 맑아지는 기분이 들었다.

☐ 늘솔길　　☐ 꽃길　　☐ 갈대밭　　☐ 배추밭

2)
> 엄마 품에서 놀다 지쳐 잠든 아이는 작은 숨을 고르게 내쉬며,
> 고운 얼굴로 깊이 (   )에 들었다.
> 그 모습을 바라보는 엄마의 눈에 잔잔한 미소가 번졌다.

☐ 하품　　☐ 웃음　　☐ 꽃잠　　☐ 악몽

3)
> 이른 아침, 할아버지와 논두렁을 따라 걷는데 어디선가 정겨운 종달새 울음소리가 들렸다. 할아버지는 종달새를 보고 (   )라고 불렀다.

☐ 타조　　☐ 촉새　　☐ 노고지리　　☐ 메뚜기

30 웃으면서 핵심을 찌르는 속담

우리나라 속담은 비유와 상징을 통해 풍자와 교훈을 줍니다.
다음 설명을 읽고 적절한 낱말을 넣어 같은 뜻의 속담을 완성해보세요.

1) 귀를 막고 다른 사람의 방울을 훔친다는 의미로, 자신이 못 들으면 다른 사람도 못 듣는 줄 여기는 것을 가리킨다.

(　　　) 막고 방울 도적질하기

2) 나중에 생긴 뿔이 먼저 것보다 훨씬 나으며, 후배가 선배보다 훌륭하게 되었음을 의미한다.

나중 난 (　　　)이 우뚝하다.

3) 세상의 온갖 것이 한번 번성하면 다시 쇠하기 마련이며, 달이 차면 기울 듯이 행운이 언제까지나 계속되는 것은 아니다.

(　　　)도 차면 기운다.

4) 무슨 일이든지 서로 뜻이 맞아야 이루어질 수 있다.
박수를 치기 위해서는 손뼉이 맞아야 한다는 뜻이다.

두 (　　　)이 맞아야 소리가 난다.

31 언어 감각과 상황 판단력을 키우는 속담

속담은 사람의 마음을 콕 찌르는 지혜를 주고, 상황을 명쾌하게 해석하도록 도와줍니다. 다음 글을 읽고 어떤 속담을 뜻하는지 찾아 V표 하세요.

1) '노루 때린 막대기 세 번이나 국 끓여 먹는다'와 같은 속담으로, 조금이라도 이용 가치가 있을까 싶어 보잘것없는 것을 두고두고 되풀이해 이용하는 것을 비유적으로 이르는 말

- ☐ 노루 안 잡고 막대기를 잡는다.
- ☐ 노루 친 막대기 삼 년 우린다.
- ☐ 노루 잡아 세 번 먹는다.
- ☐ 도망간 노루 잡아 세 번 때린다.

2) '엿 맛이 달다고 해서 엿집 할머니의 손가락까지도 단 줄 안다'는 뜻으로, 무슨 일에 너무 마음이 혹하여 좋은 것만 보이고 나쁜 것은 안 보인다는 말

- ☐ 옆집 할머니가 만든 엿이 달다.
- ☐ 옆집의 엿이 달다.
- ☐ 옆집 할머니의 손맛이 제일 좋다.
- ☐ 달기는 엿집 할머니 손가락이라.

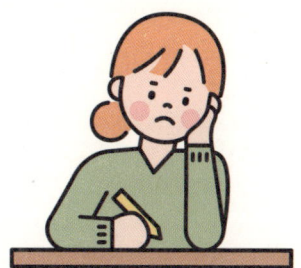

32 추리력과 연상력을 키우는 낱말 퀴즈

다음 힌트를 순서대로 읽으며 어떤 낱말을 뜻하는지 빈칸에 적어보세요.

1)
장난감의 하나예요.
원통 속에 색색의 유리 조각이 들어 있어요.
그 속을 들여다보면 온갖 형상이 대칭으로 나타나요.
여러 갈래의 다양한 것이 섞여 있다는 뜻도 있어요.

만 □ 경

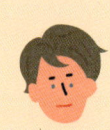

2)
영어로 '사과'라는 뜻이에요.
스티브 잡스가 창업한 미국의 기업이에요.
한 입 베어 먹은 사과 모양의 로고로 유명해요.

□ 플

3)
본래 불교 용어예요. 차를 마시고 밥을 먹는 일을 의미해요.
극히 일반적이고도 당연한 일이라는 의미예요.
보통 있는 예사로운 일을 가리키는 단어예요.

다 반 □

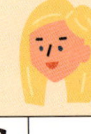

4)
'두 필의 말이 끄는 수레'라는 의미예요.
한 분야에서 주축이 되는 두 사람이나 사물을 말해요.
세 사람일 경우는 삼두마차 또는 트로이카라고 해요.

쌍 □ 마 차

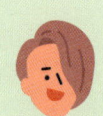

5)
교통신호의 하나예요.
교차로나 횡단보도에서 푸른 등을 켜서 통행해도 좋다는 걸 표시해요.
반대말은 '적신호'예요.

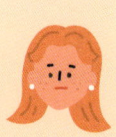

| | 신 | 호 |

6)
'푸른 잎 가운데 피어 있는 붉은 꽃 한 송이'라는 뜻이에요.
반대말은 '청일점'이에요.
많은 남자 사이에 끼어 있는 한 여자를 말해요.

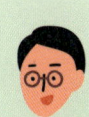

| | | 점 |

7)
바둑시합에서 이세돌을 이긴 '알파고'로 유명해요.
영어로 약자는 A.I예요.
사람처럼 말도 하고 글도 쓰고 그림도 그리는 기술이에요.

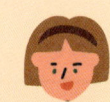

| 인 | | 지 | 능 |

8)
전화도 하고 문자도 보내고 사진도 찍을 수 있어요.
요즘은 이것 하나로 은행 업무까지 볼 수 있어요.
손 안의 컴퓨터라고 불릴 만큼 똑똑해요.

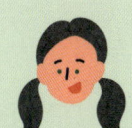

| | 트 | 폰 |

33 긴 말보다 촌철살인의 어휘로!

한자성어는 교훈과 지혜를 줄 뿐만 아니라 품격 있는 대화에 요긴한 글자입니다.
다음 글을 읽고 어떤 한자성어로 표현할 수 있는지 찾아 V표 하세요.

1)
> 고국에 돌아오니 어릴 적 풍경은 사라지고 눈부시게 발전해 있었다.
> 그 광경을 보니 전혀 다른 세상이 된 것 같은 느낌이 들었다.

- ☐ 격세지감(隔世之感)
- ☐ 동병상련(同病相憐)
- ☐ 마이동풍(馬耳東風)
- ☐ 난형난제(難兄難弟)

2)
> 정부는 그냥 놔뒀다가는 배춧값의 폭락으로 농민들의 피해가
> 더 커질 것을 우려해 어쩔 수 없이 공급량을 줄이기로 했다.

- ☐ 각골난망(刻骨難忘)
- ☐ 사고무친(四顧無親)
- ☐ 고육지책(苦肉之策)
- ☐ 견마지로(犬馬之勞)

3)
> 그 부부는 겉으로는 함께 행동하면서도 속으로는 딴생각을 하고
> 있는 것 같다.

- ☐ 삼삼오오(三三五五)
- ☐ 동상이몽(同床異夢)
- ☐ 설상가상(雪上加霜)
- ☐ 격화소양(隔靴搔癢)

34 품격을 더해주는 한자성어

한자성어를 많이 알면 알수록 말 한마디에 무게감이 실리고, 듣는 사람도 귀 기울이게 만들 수 있습니다. 밑줄 친 글을 한자성어로 표현할 때 맞는 것에 V표 하세요.

1) 주식이 1% 하락한 것을 가지고 뉴스에서는 '경제대공황'이 온다고 떠들썩하게 보도하고 있었다. 하지만 이것은 <u>작은 부분을 가지고 너무 크게 부풀리고 있다는</u> 생각이 들었다.

- ☐ 후안무치(厚顔無恥)
- ☐ 호사다마(好事多魔)
- ☐ 침소봉대(針小棒大)
- ☐ 천재일우(千載一遇)

2) 가정형편이 어려웠던 학생이 한 독지가의 후원으로 학업을 계속하게 되었다. 그 학생은 학업에 매진하여 <u>도움의 손길을 잊지 않고 은혜를 꼭 갚겠다는</u> 의지를 다졌다.

- ☐ 일거양득(一擧兩得)
- ☐ 결초보은(結草報恩)
- ☐ 자가당착(自家撞着)
- ☐ 명약관화(明若觀火)

3) 코로나가 전 세계에 급속하게 퍼져갈 때 알지 못할 공포에 휩싸였다. 그것은 <u>마른하늘에 날벼락 같았고</u> 우리의 평온한 일상을 위태롭게 만들었다.

- ☐ 골육상쟁(骨肉相爭)
- ☐ 목불식정(目不識丁)
- ☐ 공중누각(空中樓閣)
- ☐ 청천벽력(靑天霹靂)

35 틀리기 쉬운 말 바로 알기

다음 낱말의 뜻을 보고 빈칸에 들어갈 낱말을 알맞은 형태로 쓰세요.

1)
> 조리다 : 양념을 한 고기나 생선, 채소 따위를 국물에 넣고 바짝 끓여서 양념이 배어들게 하다.
> 졸이다 : 속을 태우며 초조해하다.

- 어제 할머니는 소고기를 푹 익힌 뒤에 양념을 넣고 (　　　)다.
- 어젯밤 수술이 끝날 때까지 온 가족이 마음을 (　　　)다.
- 면접 결과를 기다리며 어제 하루 종일 마음을 (　　　)다.

2)
> 넣다 : 안쪽으로 들여보내다.
> 놓다 : 어떤 물건을 특정한 자리에 두거나 위치시키다.

- 어제 가방에 책을 (　　　)다.
- 뜨거운 냄비는 조심해서 식탁 위에 (　　　)야 한다.

3)
> 잇다 : 끊어진 것을 다시 이어 붙이다.
> 있다 : 존재하거나 머무르다.

- 단절된 대화를 다시 (　　　)어주는 것이 중요하다.
- 교실 안에 학생이 한 명도 (　　　)지 않았어요.
- 전화선을 여기에 (　　　)서 사용하면 됩니다.

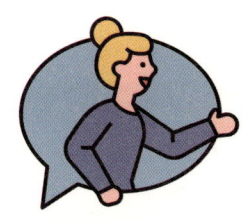

빈칸에 들어갈 낱말을 보기에서 찾고 필요하면 알맞은 형태로 바꾸어 적어보세요.

막히다	막다	마르다	말리다
놀라다	놀리다	눕다	굽다
굽히다			

4) 코가 심하게 (   )니 냄새를 잘 못 맡겠다.

5) 아침에 넌 빨래가 뜨거운 햇살에 다 (   )다.

6) 고기를 (   )니 냄새가 집 안에 가득 퍼졌다.

7) 어머니는 아기를 침대에 (   )다.

8) 동생이 자꾸 날 (   )서 기분이 나빴다.

9) 차량이 다니지 못하도록 길을 (   )아 놓았다.

10) 그는 오랫동안 자기 뜻을 꺾지 않았지만 반대하는 사람이 많아 주장을 (   )다.

11) 옆집에서 큰 소리가 나자 얼른 가서 부부 싸움을 (   )다.

12) 어젯밤 길을 가다가 고함 소리에 화들짝 (   )다.

36 사고력을 키우는 수수께끼

수수께끼는 언어 감각뿐만 아니라 인지력, 상상력을 키워줍니다.
다음 수수께끼 문제를 읽고 빈칸에 글을 넣어 답을 완성해보세요.

1) 검어도 검고, 희어도 검고, 붉어도 검은 것은?

　　☐ ☐ 자

2) 뼈 속에 물, 물 속에 황금이 있는 것은?

　　달 ☐

3) 세상에서 가장 잘 깨지는 유리창은?

　　와 장 ☐

4) 귓구멍 하나만 가지고 숨바꼭질하면서 사는 것은?

　　☐ 늘

5) 등에 산봉우리를 짊어지고 다니는 동물은?

　　☐ 타

6) 마른 옷은 벗고 젖은 옷만 입는 것은?

	랫	줄

7) 한 칸 방에 머리를 가지런히 하고 빽빽하게 누워 있는 것은?

	냥

8) 태어나서 죽을 때까지 산수 공부만 하는 것은?

	계

9) 먼지를 아무리 마셔도 병에 걸리지 않는 것은?

청	

10) 닦으면 닦을수록 더러워지는 것은?

걸	

11) 올라가면 닫히고 내려가면 열리는 것은?

	퍼

37 상황 유추하기

다음은 문맥과 맥락을 잘 파악해 상황을 유추해보는 문제입니다.
보기의 글을 읽은 후 문제의 답을 찾아 V표 하세요.

> 작은 시골 역에 한 남자가 혼자 서 있다. 그는 작은 가방 하나를 옆에 두고 하늘을 올려다본다. 주변은 조용하고, 멀리서 매미 소리가 들린다. 역 앞에는 오래된 나무 의자와 커다란 느티나무 한 그루가 서 있다. 느티나무 그늘 아래에는 자전거가 한 대 세워져 있다.

1) 다음 중 위 장면의 분위기를 가장 잘 표현하는 말은 무엇인가요?
   - ☐ 분주하고 복잡한
   - ☐ 시끌벅적한
   - ☐ 조용하고 그리운
   - ☐ 급하고 긴박한

2) 위 장면의 계절은 무엇일까요? 그렇게 생각하게 된 말을 찾아 적어보세요.

   _____

3) 남자의 모습에서 어떤 감정을 느낄 수 있나요? 자유롭게 써보세요.

   _____

   _____

> 찻집 창가에 앉은 여자가 커피잔을 두 손으로 감싸 쥐고 있다.
> 창밖으로는 빗방울이 떨어지고, 사람들은 우산을 쓰고 빠르게 지나간다.
> 찻집 안에는 클래식 음악이 잔잔하게 흐르고, 여자 앞에는 펼쳐진
> 책 한 권이 놓여 있다.

4) 다음 중 위 장면의 분위기를 가장 잘 표현하는 말은 무엇인가요?

☐ 활기차고 유쾌한
☐ 잔잔하고 사색적인
☐ 복잡하고 혼란스러운
☐ 무섭고 괴기한

5) 위 장면의 날씨는 어떤가요? 그렇게 생각하게 된 말을 찾아 적어보세요.

_____

6) 여자에게 어떤 감정이 느껴지나요? 자유롭게 써보세요.

_____

_____

38 안내표 이해하기

다음은 약 봉투에 붙은 복약 안내표입니다.
안내표를 잘 보고 설명 중 틀린 것에 V표 하세요.

약 이름	복용 시간	1회 복용량	복용 기간
고혈압약	아침 직후	1정	30일
위장약	점심, 저녁 식사 전	1포	14일
진통제	필요할 때	1정	최대 하루 2정

☐ 진통제는 매일 3번 복용해야 한다.
☐ 고혈압약은 아침 직후에 복용해야 한다.
☐ 위장약은 하루에 두 번 복용해야 한다.
☐ 고혈압약은 한 달 동안 복용해야 한다.

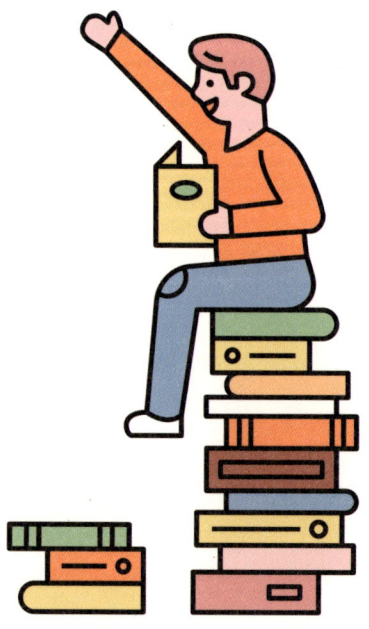

39 꼭 알아야 할 요즘 낱말

다음은 50대의 두 사람이 나누는 이야기입니다.
대화를 잘 보고 빈칸에 정확한 낱말을 적어보세요.

1)
A : 나 요즘은 헬스장 안 가고 걷기 운동을 해. 대신 목표 걸음 수는 꼭 채워.

B : 그걸 어떻게 알 수 있지? 걸음수를 세는 게 힘들 텐데.

A : 이걸 차고 다니면 다 기록돼. 운동을 기록해주는 스[ ][ ] 워치야. 하루에 몇 걸음 걸었는지, 심장 박동수도 알려줘.

B : 와, 요즘은 저런 것도 있구나. 나도 하나 사야겠어.

2)
A : 아휴, 요즘 더워서 장보러 가기가 귀찮아. 무거운 장바구니 들고 다니기도 힘들고.

B : 그래서 난 핸드폰으로 장 봐. 오늘 밤 주문하면 새벽에 바로 문 앞에 두고 가.

A : 진짜? 그럼 생선이나 야채도 괜찮아?

B : 응, 냉장 포장 잘돼서 와. 이걸 새[ ] 배송이라고 해.

40 이미지로 문해력 키우기

1) 사진을 보고 어떤 상황의 장면인지 알맞은 것에 V표 하세요.

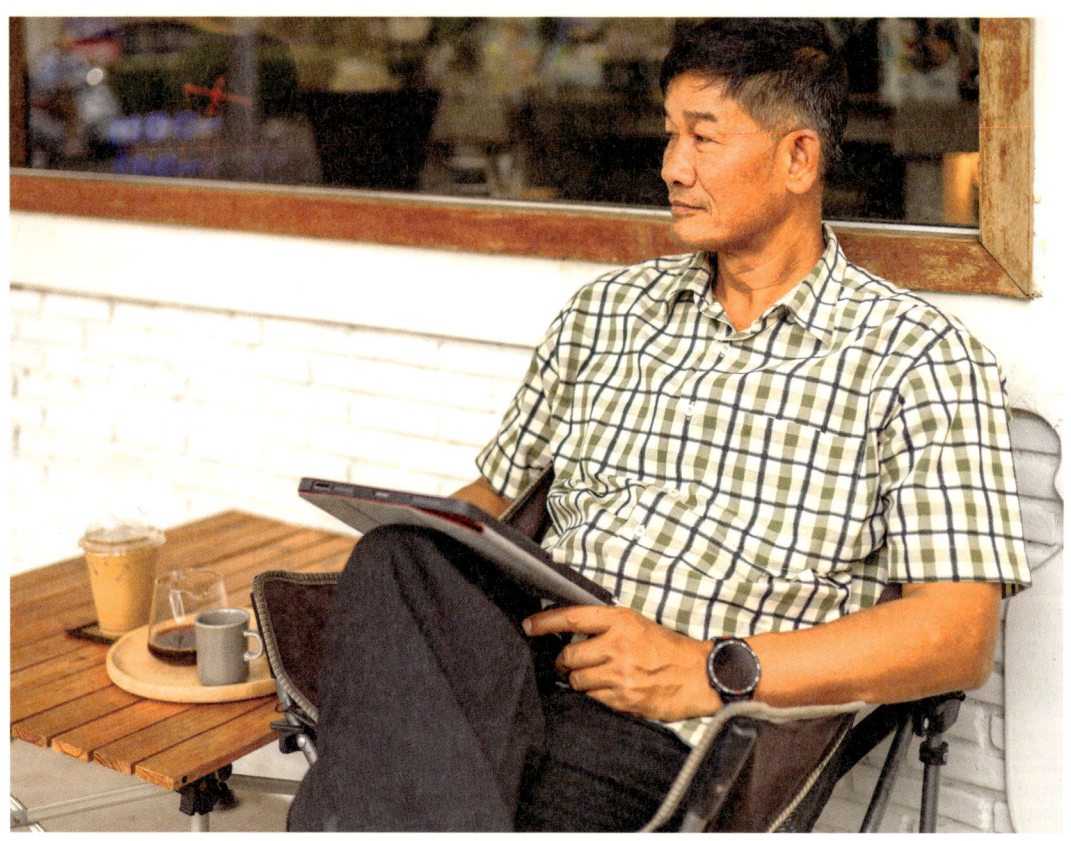

☐ 중년의 남자가 친구들과 운동을 하고 있다.
☐ 중년의 남자가 집 앞 마당에서 신문을 보고 있다.
☐ 중년의 남자가 카페에서 커피를 마시며 태블릿을 사용하고 있다.
☐ 중년의 남자가 공원 벤치에 앉아 졸고 있다.

2) 사진을 보고 다음에 일어날 장면으로 알맞은 것에 V표 하세요.

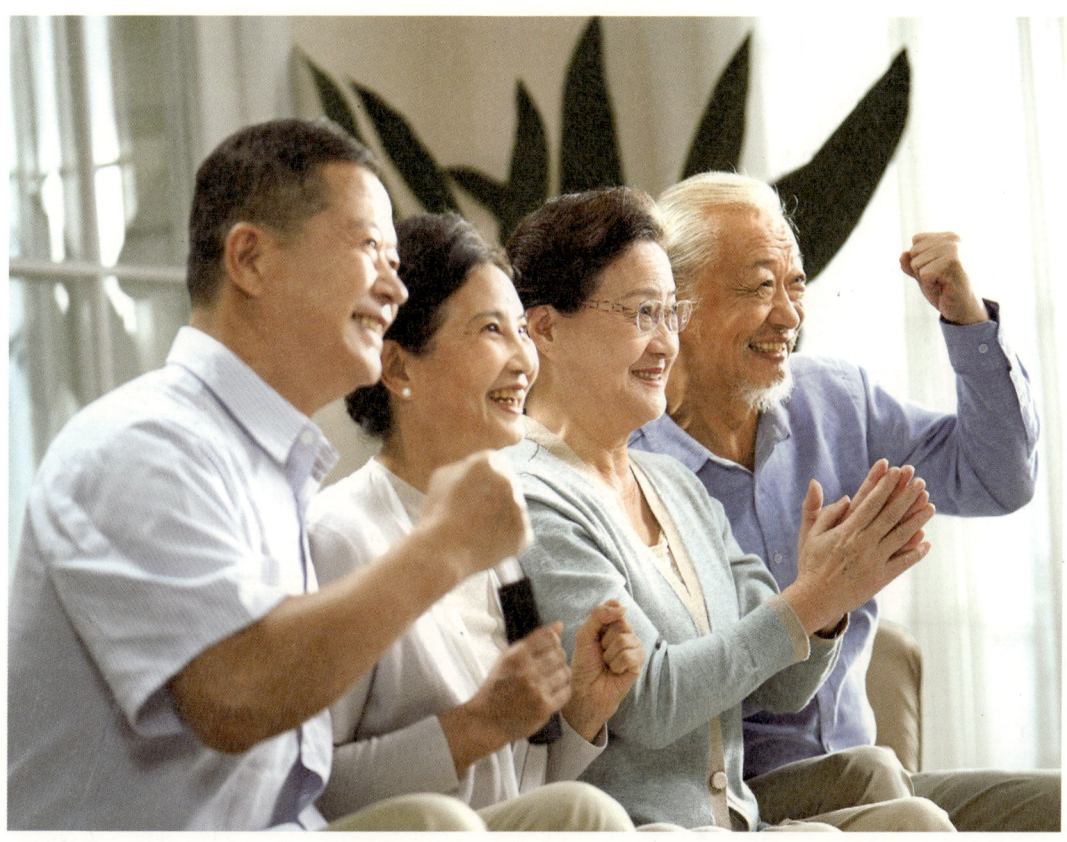

☐ 어르신들이 함께 웃으며 어깨동무한다.
☐ 어르신들이 화를 내고 헤어진다.
☐ 어르신들이 비가 와서 급히 우산을 찾는다.
☐ 어르신들이 피곤해서 벤치에 앉아 쉰다.

65

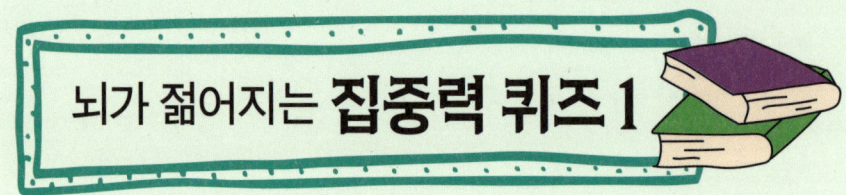

뇌가 젊어지는 집중력 퀴즈 1

★에서 나무로 가려면 미로를 통과해야 합니다.
어떻게 미로를 통과해야 하는지 선을 그어보세요.

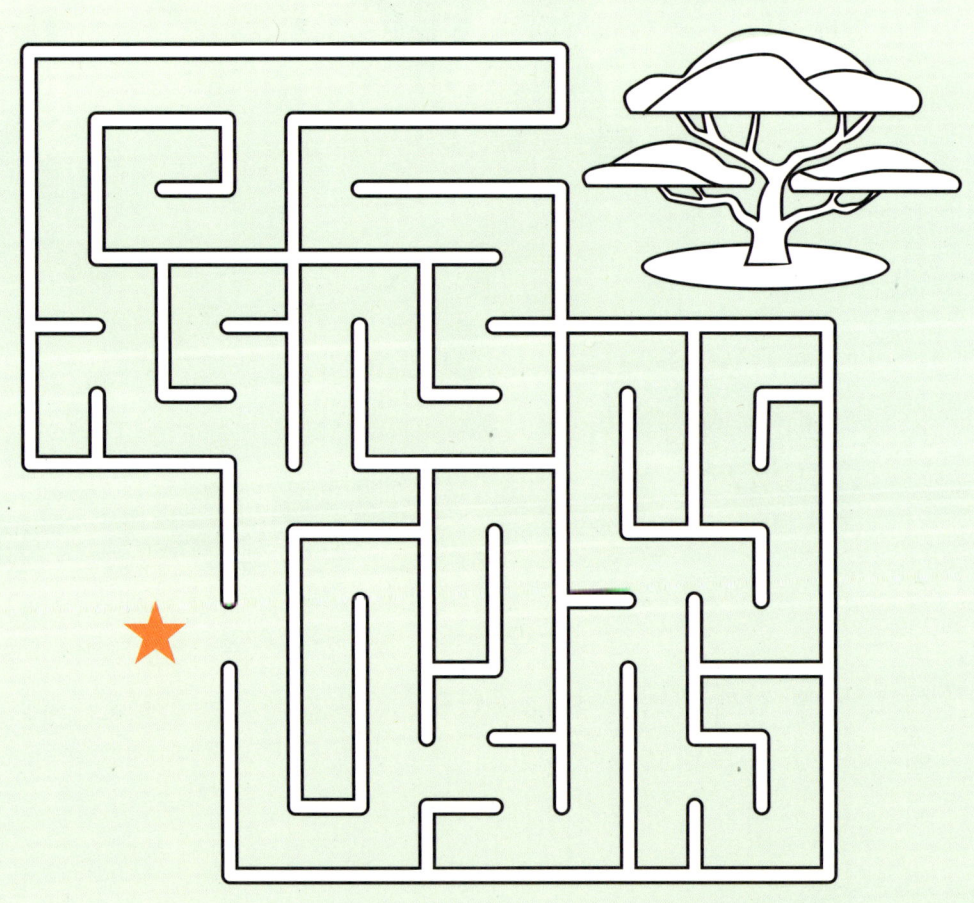

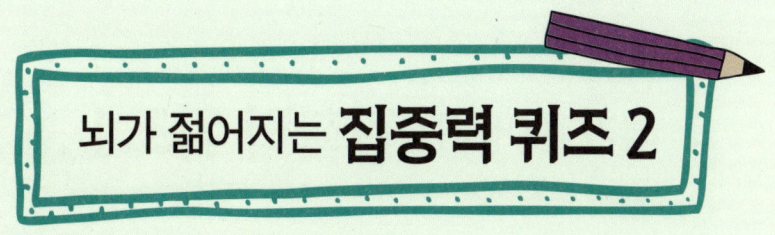

뇌가 젊어지는 집중력 퀴즈 2

왼쪽의 동물의 반쪽을 오른쪽 그림에서 찾아 선으로 이어보세요.

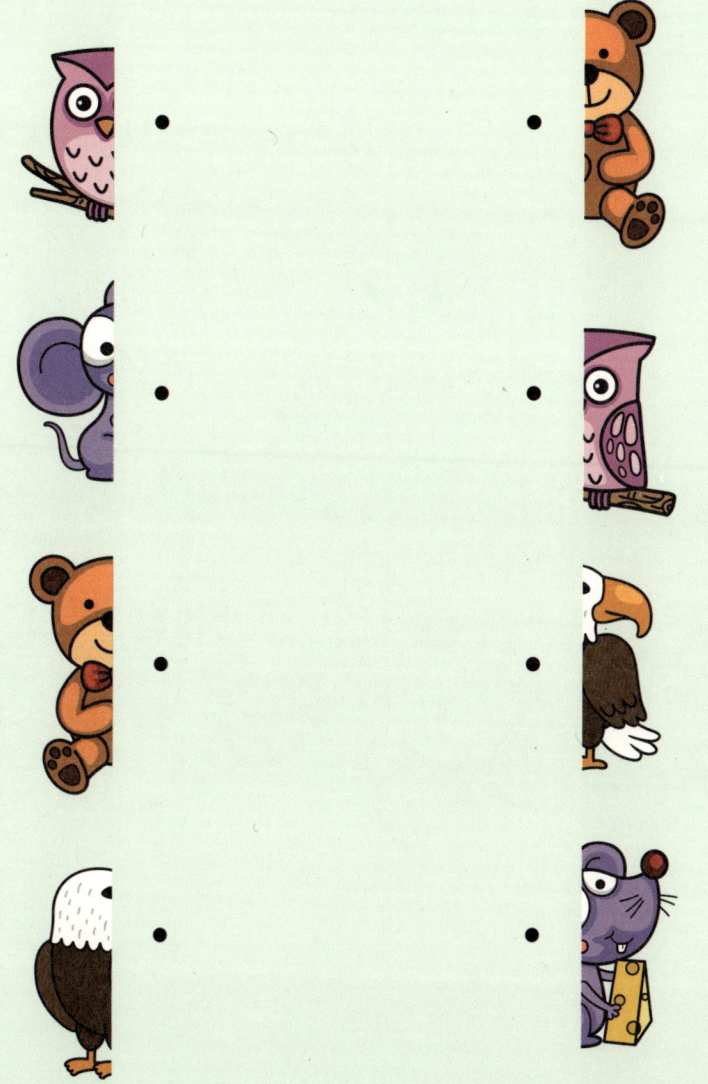

67

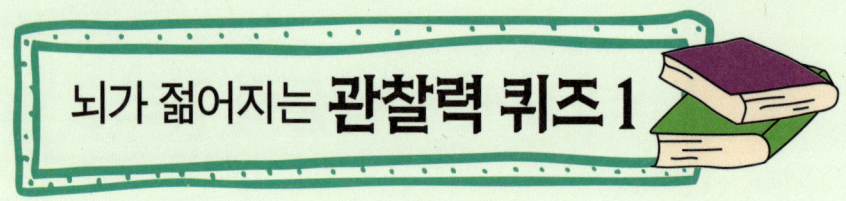

다음 그림을 보고 고양이가 맨 리본과 같은 것을 찾아 동그라미 하세요.

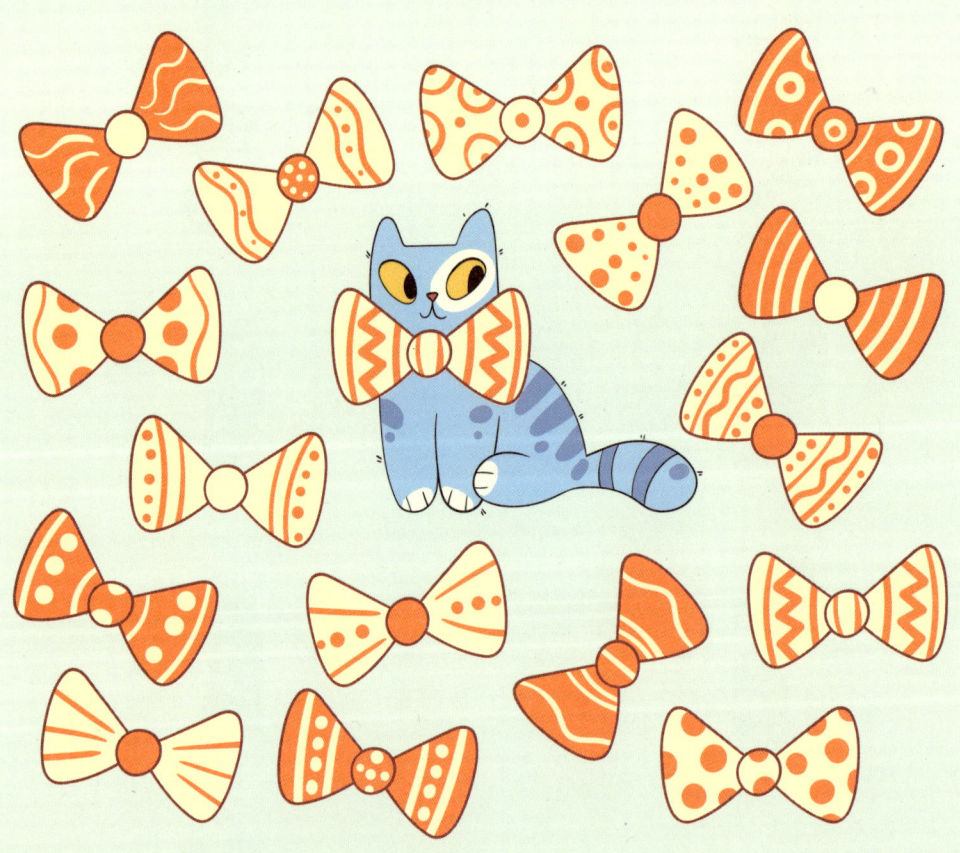

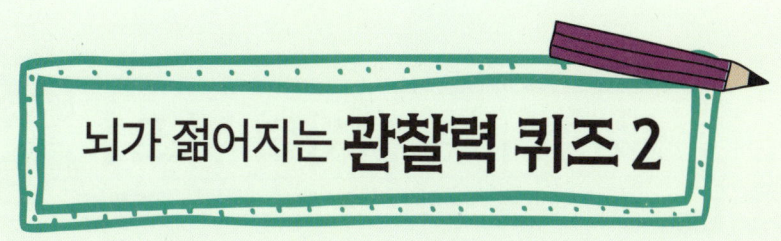

두 개의 그림 중에서 다른 점 8가지를 찾아 아래의 그림에 동그라미 하세요.

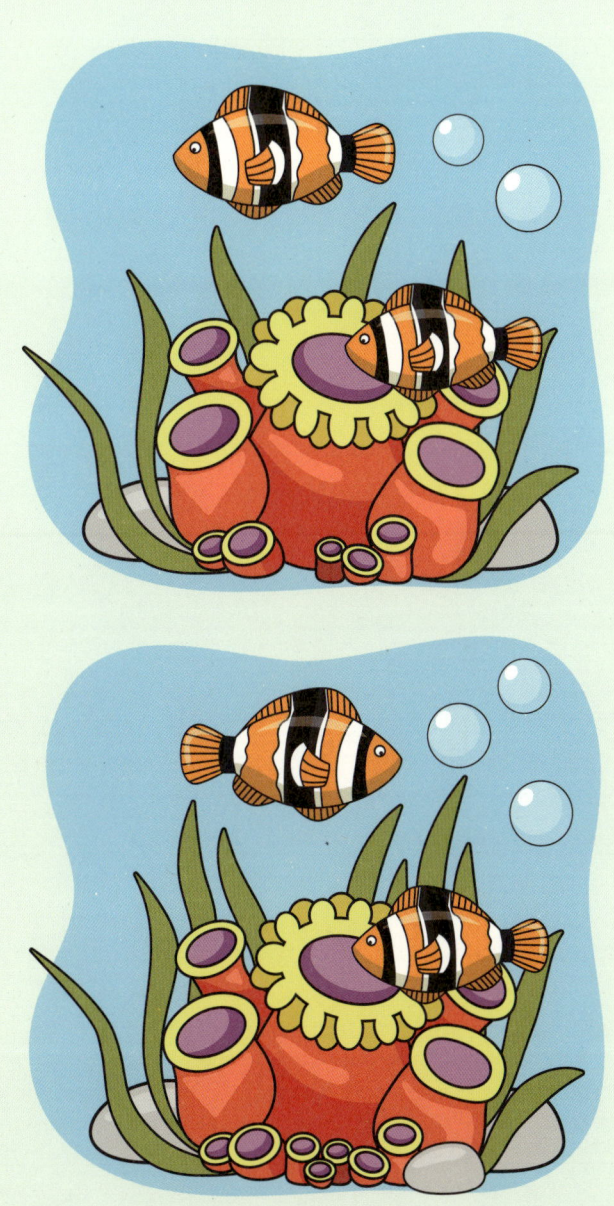

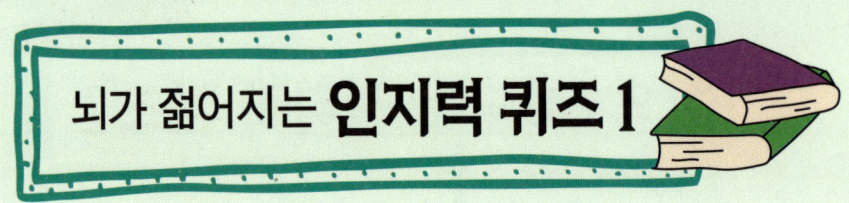

가로세로 낱말을 자유롭게 채워 완성해보세요.

요	양	원

유	전	자

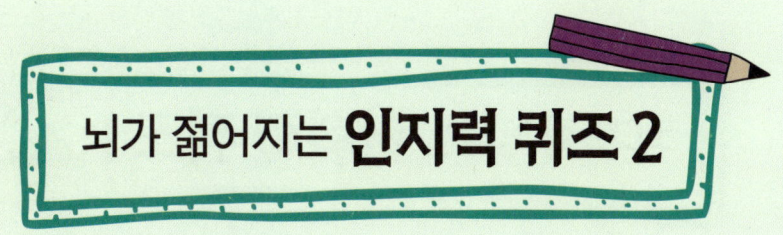

뇌가 젊어지는 **인지력 퀴즈 2**

가로, 세로, 대각선에 숨어 있는 단어 2개를 각각 찾아보세요.

뷔	껄	무	쇄
색	깔	료	횡
춋	칼	콩	삯

앉	것	정	있
윙	석	퓨	보
공	커	룩	꽹

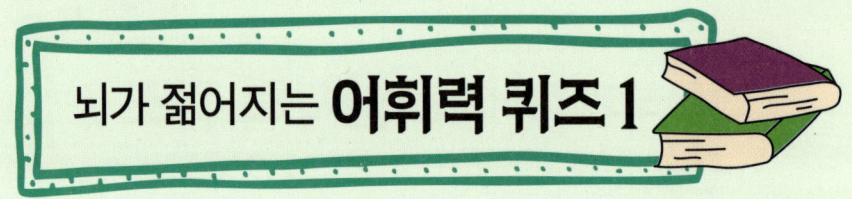
뇌가 젊어지는 **어휘력 퀴즈 1**

표에 들어 있는 글자를 조합해 빈칸에 들어갈 낱말을 만들어보세요.

담	중	고
필	백	치
사	정	가

1) 음식이 느끼하지 않고 산뜻하다는 뜻이다. (   )

2) 좀 오래되거나 낡은 물건을 가리키는 말이다. (   )

3) 베껴 적는 것을 말한다. (   )

4) 정치를 맡아서 하는 사람을 이른다. (   )

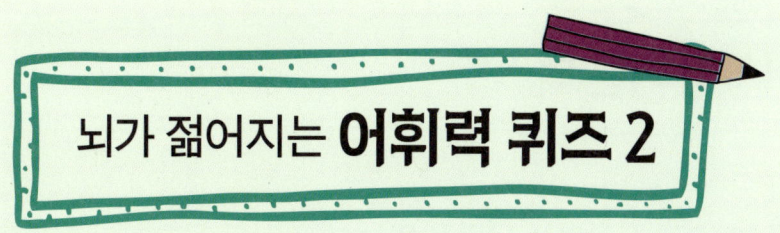

다음 그림을 글로 표현한 문장에서 올바르게 표기된 낱말을 골라 아래에 적어보세요.

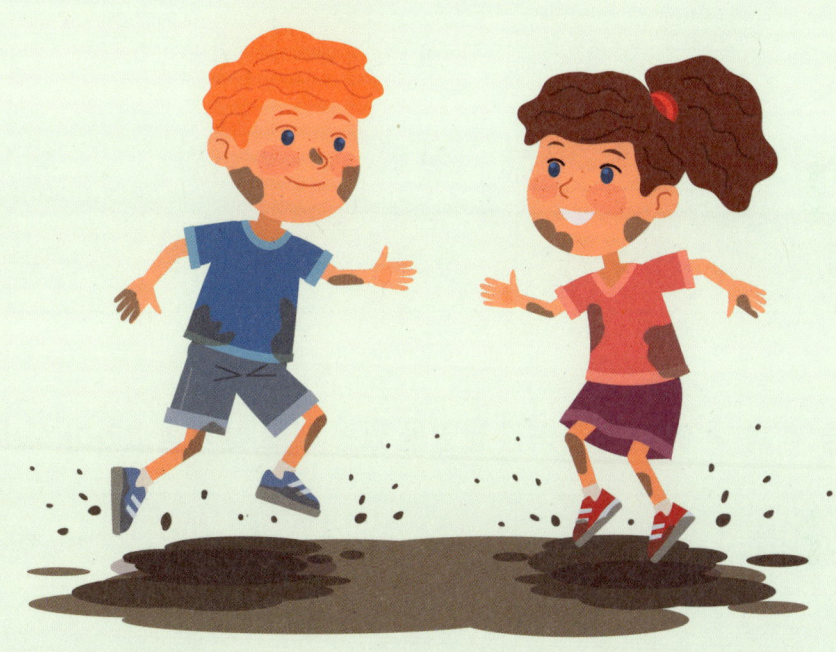

1) 비 갠 후 아이들은 (진흙탕 / 진흑땅)에서 신나게 뛰어놀았다.

_____

2) 아이들은 옷이 더러워졌지만 (게의치 / 개의치) 않았다.

_____

41 어휘력 기본 테스트

1) 다음 중 'ㄷ'으로 시작하는 낱말을 있는 대로 찾아 동그라미 하세요.

할머니	버릇	장대비	빗물	두부
다리	설거지	글피	물줄기	아흐레
졸졸	생선	대문	찌개	항구
바람	목욕탕	화력	휘발	여우비
열매	정수기	지하수	도서관	문장

2) 다음 중 'ㄷ'과 'ㄹ'이 함께 들어간 낱말을 있는 대로 찾아 동그라미 하세요.

머리카락	반지	역사	두려움	한자
담백	결혼	초콜릿	신발	건물
발목	도련님	도자기	정수리	농산물
새콤	공주	먹거리	동그라미	외교
무릎	두레박	윗사람	탈춤	다람쥐

42 어휘력 연상 테스트

다음 보기처럼 자음으로 시작하는 낱말을 생각나는 대로 적어보세요.

| ㅅ | | ➡ | 산 | 책 |

1) 'ㅇ'으로 시작하는 낱말을 적어보세요.

| ㅇ | | | ㅇ | | | ㅇ | |

| ㅇ | | | ㅇ | | | ㅇ | |

2) 'ㅈ'으로 시작하는 낱말을 적어보세요.

| ㅈ | | | ㅈ | | | ㅈ | |

| ㅈ | | | ㅈ | | | ㅈ | |

43 중심어를 구체적으로 설명하는 낱말들

1) 사람들이 이용하는 교통수단을 빈칸에 써보세요.

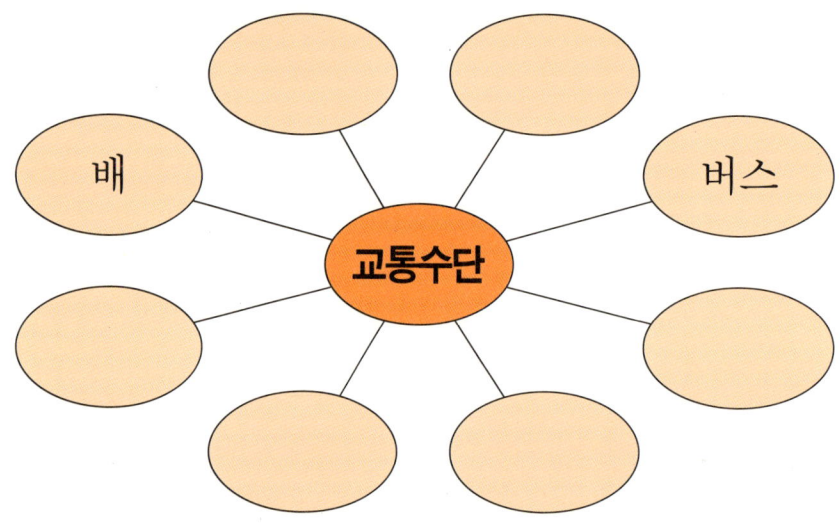

2) 다양한 직업의 이름을 빈칸에 써보세요.

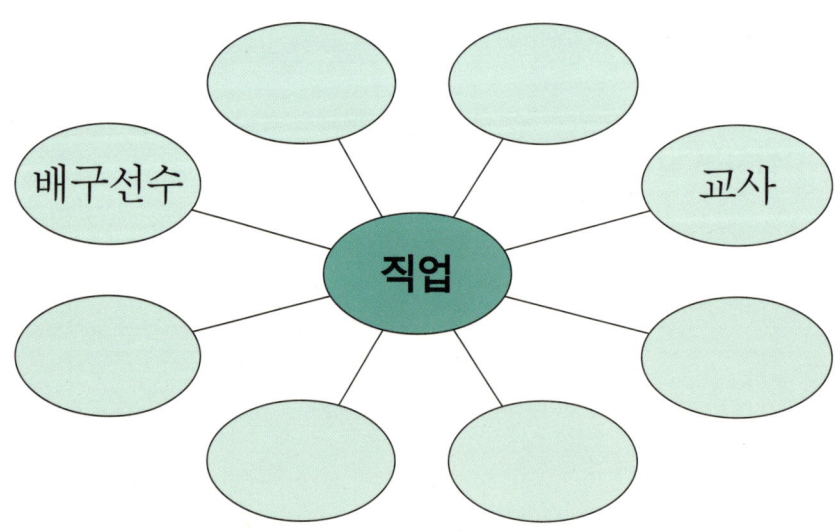

44 한자가 포함된 낱말들

1) 손 수(手)가 들어가는 낱말을 빈칸에 적어보세요.

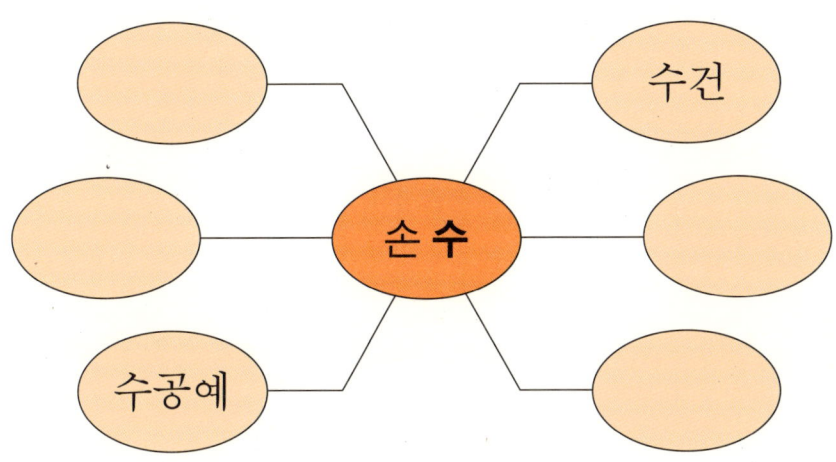

2) 사람 인(人)이 들어가는 낱말을 빈칸에 적어보세요.

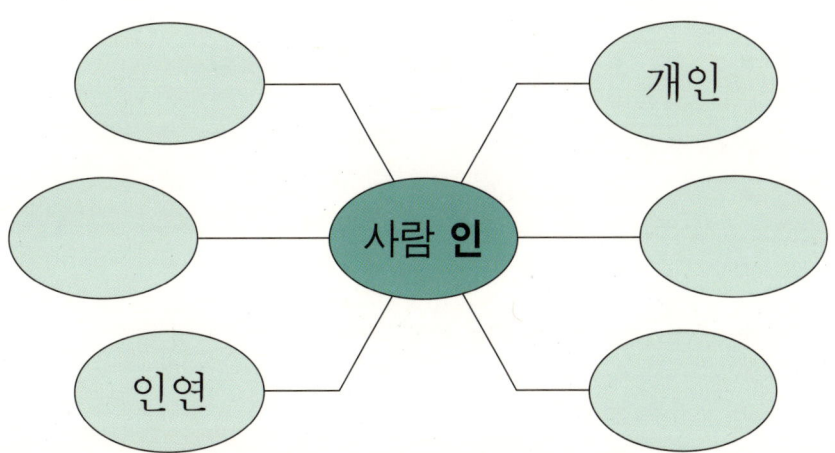

45 법 관련 용어 뜻 찾기

법은 우리 생활과 밀접한 관계에 있습니다.
왼쪽의 법 관련 용어들이 어떤 뜻을 가리키는지 찾아 선으로 이어보세요.

| 헌법 • | • 국가의 최고 법규 |

| 법률 • | • 지방자치단체가 만든 규칙 |

| 조례 • | • 국회에서 제정한 일반 법 |

| 형법 • | • 개인 간의 권리·의무를 다룬 법 |

| 민법 • | • 범죄와 형벌에 관한 법 |

| 소송 • | • 법원에 재판을 청구하는 일 |

| 재판 • | • 소송을 제기한 사람 |

| 검사 • | • 법원이 법에 따라 판단하는 절차 |

| 원고 • | • 범죄를 수사하고 기소하는 법조인 |

46 딱 맞는 낱말로 명료한 문장 만들기

빈칸에 들어갈 낱말을 보기에서 골라 문장을 완성하세요.

1) 설득   분노

그는 조용히 상대방을 (   )하여 상황을 풀어갔다.

2) 존경   계산

나는 어려운 사람들을 도우며 살아온 그분을 (   )한다.

3) 응원   경쟁

형제처럼 지내던 친구와 결국은 (   )하게 되었다.

4) 추측   실망

결과를 보지 않아도 대충 (   )할 수 있었다.

5) 낭비   투자

시간을 허무하게 보내는 것은 결국 (   )일 뿐이다.

6) 공감   외면

상대의 이야기를 진심으로 들을 때 진정한 (   )이 생긴다.

47 의미가 반대되는 낱말 찾기

1) 다음 문장을 읽고 밑줄 친 낱말의 뜻과 반대되는 것에 V표 하세요.

> 그 남자는 처음 보는 <u>낯선</u> 사람에게도 전혀 주저하지 않고 밝게 웃으며 인사를 건넸다. 그 모습에는 자연스러운 배려심과 따뜻한 성품이 배어 있었다.

- ☐ 설익은
- ☐ 생소한
- ☐ 이상한
- ☐ 낯익은

2) 다음은 두 개의 낱말로 이루어진 묶음입니다.
   이중에서 반대말로 된 묶음이 아닌 것에 V표 하세요.

- ☐ 기대 ― 포기
- ☐ 자율 ― 통제
- ☐ 참석 ― 불참
- ☐ 찬성 ― 존중
- ☐ 근면 ― 나태

3) 다음은 '찬성'과 관련된 낱말입니다.
   이중에서 반대되는 뜻으로 쓰이는 낱말에 V표 하세요.

- ☐ 동의
- ☐ 지지
- ☐ 수용
- ☐ 반대
- ☐ 긍정

4) 다음 문장을 읽고 밑줄 친 낱말의 뜻과 반대되는 것에 V표 하세요.

> 하루 종일 분주하게 움직이다가 해 질 무렵이 되자,
> 그녀는 창가에 앉아 <u>고요한</u> 저녁 햇살을 바라보며 숨을 돌렸다.
> 세상의 소음이 멀어진 듯 마음이 차분해지는 순간이었다.

☐ 차분한   ☐ 평화로운
☐ 소란스러운 ☐ 조용한

5) 다음은 두 개의 낱말로 이루어진 묶음입니다.
   이중에서 반대말로 된 묶음이 아닌 것에 V표 하세요.

☐ 보존 ― 파괴   ☐ 공정 ― 불공정
☐ 지속 ― 중단   ☐ 전진 ― 후퇴
☐ 창의 ― 창작

6) 다음은 '창의'와 관련된 낱말입니다.
   이중에서 반대되는 뜻으로 쓰이는 낱말에 V표 하세요.

☐ 독창   ☐ 모방
☐ 상상   ☐ 창조
☐ 발상

48 낱말을 다채롭게 사용하기

1) 다음 문장을 읽고 밑줄 친 낱말의 뜻과 다르게 쓰인 것을 찾아 V표 하세요.

긴 여행을 마치고 돌아온 그는 따뜻한 밥 한 그릇에 <u>위로</u>를 받았다.

☐ 위안　　☐ 응원　　☐ 격려　　☐ 위축

그녀는 새로 맡은 일을 앞두고 약간의 <u>불안</u>을 느꼈지만,
곧 차분하게 준비를 마치고 자신 있게 일을 시작했다.

☐ 걱정　　☐ 초조함　　☐ 기대감　　☐ 긴장

2) 다음 문장을 읽고 밑줄 친 낱말 대신 사용할 수 있는 것에 V표 하세요.

갑자기 내린 비에 우산도 없이 걷게 된 그는 <u>쫄딱</u> 젖은 채 집에 도착했다.

☐ 조금　　☐ 살짝　　☐ 흠뻑　　☐ 미리

오랜만에 시골집에 도착한 그는 <u>반갑게</u> 어머니를 껴안으며 안부를 물었다.

☐ 기쁘게　　☐ 어렵게　　☐ 어색하게　　☐ 불안하게

49 우리말 바로 쓰기

다음 문장을 읽고 빈칸에 들어갈 순우리말에 V표 하세요.

1)
> 햇살이 따사롭게 비치던 오후, 갑자기 하늘에서 빗방울이 떨어지기 시작하더니 (   )가 내렸다. 마을 어귀 느티나무 아래에 앉아 있던 사람들은 반가운 듯 웃으며 하늘을 올려다보았다.

☐ 벼락   ☐ 여우비   ☐ 번개   ☐ 우박

2)
> 고요한 한낮의 들판에 갑자기 먼지와 낙엽을 함께 말아 올리는 (   )이 불어왔다. 사람들은 깜짝 놀라 바람을 피해 뛰기 시작했다.

☐ 선풍기   ☐ 돌개바람   ☐ 가뭄   ☐ 열대야

3)
> 긴 겨울 끝에 남쪽에서 불어오는 (   )이 옷깃 사이로 스며들자, 몸과 마음에 봄이 찾아온 듯 따뜻한 기운이 퍼졌다.

☐ 마파람   ☐ 태풍   ☐ 눈   ☐ 장대비

50 웃으면서 핵심을 찌르는 속담

우리나라 속담은 비유와 상징을 통해 풍자와 교훈을 줍니다.
다음 설명을 읽고 적절한 낱말을 넣어 같은 뜻의 속담을 완성해보세요.

1) 전체를 넓게 보지 못하는 좁은 소견이나 관찰을 비꼬는 말이다.
조그만 바늘구멍으로 세상을 본다는 뜻이다.

(   )으로 하늘 보기

2) 남의 덕으로 당치도 않은 행세를 하거나 그런 대접을 받고
우쭐대는 모양을 말한다. 사또와 동행한 덕분에 호화로운 대접을
받는다는 뜻이다.

사또 덕분에 (   ) 분다.

3) 떠들썩한 소문이나 큰 기대에 비해 실속이 없거나, 소문이 실제와
일치하지 않는 경우를 말한다.

소문난 (   )에 먹을 것 없다.

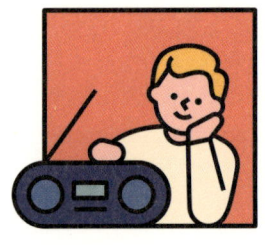

51 언어 감각과 상황 판단력을 키우는 속담

속담은 사람의 마음을 콕 찌르는 지혜를 주고, 상황을 명쾌하게 해석하도록 도와줍니다. 다음 글을 읽고 어떤 속담을 뜻하는지 찾아 V표 하세요.

1)
> '송곳 모로 박을 곳도 없다'와 비슷한 속담으로, 벼룩이 발붙일 데가 없을 정도로 빈틈이라고는 조금도 없이 비좁다는 뜻

☐ 송곳도 벼룩도 들어오기 힘들다.
☐ 벼룩 꿇어앉을 땅도 없다.
☐ 송곳은 오죽하랴.
☐ 벼룩은 꼭 잡아야 한다.

2)
> 법 규정이 어떻게 되어 있는지 알지 못하는 벼슬아치가 덮어놓고 볼기를 치며 위세를 부린다는 뜻으로, 실력이 없는 자가 우격다짐으로 일을 처리하는 것을 이르는 말

☐ 법도 모르면서 관리가 웃는다.
☐ 법 모르는 관리가 볼기로 위세 부린다.
☐ 관리는 법을 잘 알아야 한다.
☐ 법을 모르는 관리는 실력이 없다.

52 추리력과 연상력을 키우는 낱말 퀴즈

다음 힌트를 순서대로 읽으며 어떤 낱말을 뜻하는지 빈칸에 적어보세요.

1) 박과의 한해살이 덩굴식물이에요.
설거지를 할 때 사용되기도 해요.
환경오염 문제로 나일론 대신 코코넛이나 옥수수 등을 이용한 제품도 있어요.

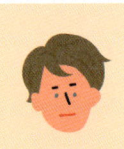

| | | 미 |

2) 인스턴트 카메라와 텔레그램을 합친 단어예요.
마음에 들면 '좋아요'를 누르고, 댓글도 남길 수 있어요.
우리나라에서는 '인스타'라는 줄임말로 부르기도 해요.

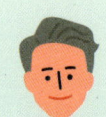

| 인 | 스 | 타 | | |

3) 웃으면 따라 웃고, 울면 따라 울어요.
매일 아침 세수하고 보는 물건이에요.
원리는 금속 표면의 빛 반사에 있어요.

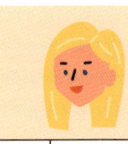

| 거 | |

4) '웰빙'이라는 단어와 비슷하게 쓰여요.
몸과 마음의 치유 또는 회복을 뜻해요.
명상을 하면 도움이 돼요.

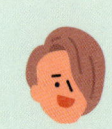

| | 링 |

5)
칼로 베도 잘라지지 않아요.
우리 몸의 70%가 이걸로 구성되어 있어요.
소방관이 불을 끌 때 자주 사용해요.

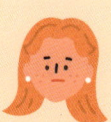

| | ㅁ |

6)
요즘 식당이나 카페에서 주문할 때 이 기계를 사용해야 해요.
화면을 손가락으로 눌러 메뉴를 고르고 결제할 수 있어요.
스마트폰 없이도 사용할 수 있어요.

| 키 | 오 | | |

7)
여름이 제철이에요.
보라색도 있고 초록색도 있어요.
송이송이 알이 맺힌 과일이에요.
주스로도 먹고, 말려서 건과일로도 즐길 수 있어요.

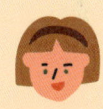

| | 도 |

8)
동계올림픽 종목이에요.
빙판을 빗자루로 쓱싹쓱싹 하는 경기예요.
2018년 평창 동계올림픽에서 우리나라 여자팀이
첫 올림픽 은메달을 땄어요.

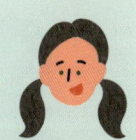

| 컬 | |

53 긴 말보다 촌철살인의 어휘로!

한자성어는 교훈과 지혜를 줄 뿐만 아니라 품격 있는 대화에 요긴한 글자입니다.
다음 글을 읽고 어떤 한자성어로 표현할 수 있는지 찾아 V표 하세요.

1) 서로 거스름이 없고 허물없이 나누는 친구가 있다면 성공한 인생이다.

☐ 전화위복(轉禍爲福)　　☐ 우공이산(愚公移山)
☐ 견리사의(見利思義)　　☐ 막역지우(莫逆之友)

2) 세상만사가 무상해 인생의 길흉화복을 예측하는 것이 덧없구나.

☐ 지란지교(芝蘭之交)　　☐ 새옹지마(塞翁之馬)
☐ 자승자박(自繩自縛)　　☐ 천양지차(天壤之差)

3) 새로 출시된 제품은 멋진 광고로 소비자의 기대를 잔뜩 모았지만, 실상은 제품에 문제가 많아 사람들은 광고에 속았다고 분노했다.

☐ 결자해지(結者解之)　　☐ 양두구육(羊頭狗肉)
☐ 후덕재물(厚德載物)　　☐ 회자정리(會者定離)

54 품격을 더해주는 한자성어

한자성어를 많이 알면 알수록 말 한마디에 무게감이 실리고, 듣는 사람도 귀 기울이게 만들 수 있습니다. 밑줄 친 글을 한자성어로 표현할 때 맞는 것에 V표 하세요.

1)
> 황금연휴에 강원도 일대에 산불이 발생해 강풍을 타고 번져나가고 있다. 당국에 따르면 즉각 <u>소방 헬기와 소방차, 인력을 투입해 진화에 나섰지만 불길이 잡히지 않고 있다고 한다.</u>

☐ 중과부적(衆寡不敵)　　☐ 마이동풍(馬耳東風)
☐ 동병상련(同病相憐)　　☐ 근묵자흑(近墨者黑)

2)
> 기후변화는 화석연료를 태워 열을 가두는 온실가스 배출이 가장 큰 역할을 한다. <u>만약 우리가 환경을 파괴하는 행동을 계속한다면, 결국 기후변화나 자연재해 등의 형태로 되돌아올 수 있다.</u>

☐ 발본색원(拔本塞源)　　☐ 타산지석(他山之石)
☐ 인과응보(因果應報)　　☐ 교언영색(巧言令色)

3)
> 영양가가 높은 음식을 적정량 이상 섭취하면 오히려 독이 될 수 있다. <u>건강에 좋다고 과하게 먹으면 안 좋은 효과를 얻을 수 있다.</u>

☐ 과유불급(過猶不及)　　☐ 양약고구(良藥苦口)
☐ 누란지위(累卵之危)　　☐ 궁여지책(窮餘之策)

55 틀리기 쉬운 말 바로 알기

다음 낱말의 뜻을 보고 빈칸에 들어갈 낱말을 알맞은 형태로 쓰세요.

1)
> 데우다 : 식었거나 찬 것을 덥게 하다.
> 데다 : 불이나 뜨거운 것에 닿아 상처를 입다.

· 어제 아내는 밤늦게 들어온 남편을 위해 찌개를 (　　　　)다.
· 뜨거운 물에 발이 (　　　　)어 병원에 다녀왔다.

2)
> 개발 : 토지나 천연자원 따위를 유용하게 만들다.
> 계발 : 슬기나 재능, 사상 따위를 일깨우다.

· 천연자원 보호를 위해 이 지역은 (　　　　)이 제한되어 있다.
· 평소에 자기 (　　　　)을 계속해야 기회가 왔을 때 잡을 수 있다.

3)
> 낫다 : 병이나 상처가 고쳐져 회복되다.
> 낮다 : 아래에서 위까지의 높이가 기준이 되는 대상이나 보통 정도에 미치지 못하다.

· 이 산은 저 산보다 높이가 (　　　　)다.
· 간염은 잘 (　　　　)지 않는 병이다.

빈칸에 들어갈 낱말을 보기에서 찾고 필요하면 알맞은 형태로 바꾸어 적어보세요.

> 쌓다   바라다   들어내다   드러나다
> 버티다   금세   대물림   뒤풀이
> 멋쩍다

4) 나의 (　　　)은 부모님이 오랫동안 건강하게 사는 것이다.

5) 그는 차에서 내려 길을 막고 있는 돌을 (　　　)다.

6) 결혼식이 끝나고 (　　　)가 있으니 많이 참석해주세요.

7) 그는 자신의 행동이 (　　　)지 뒷머리를 긁적이며 웃어 보였다.

8) 지금 당장 아궁이 앞에다 장작을 (　　　)아 놓아라.

9) 드디어 그 사람이 거짓말을 했다는 게 (　　　)다.

10) 냉장고에서 꺼낸 얼음이 (　　　) 녹았다.

11) 우리 집은 (　　　)으로 받은 땅이 있다.

12) 그는 악조건에도 불구하고 오지에서 한 달을 (　　　)다.

56 사고력을 키우는 수수께끼

수수께끼는 언어 감각뿐만 아니라 인지력, 상상력을 키워줍니다.
다음 수수께끼 문제를 읽고 빈칸에 글을 넣어 답을 완성해보세요.

1) 펴면 집이 되고, 접으면 지팡이가 되는 것은?
   ☐ 산

2) 매일같이 밥을 만지고 반찬을 만져도
   발을 동동 구르며 얻어먹지 못하는 것은?
   젓 가 ☐

3) 빨간 모자 쓰고, 흰옷 입고, 눈물 뚝뚝 흘리는 것은?
   ☐ ㅊ ☐

4) 검은 이와 흰 이가 사이좋게 노래하는 것은?
   피 ☐

5) 먹을 수 없는 닭은?
   까 ☐

6) 때리는 것이 일인 것은?

| 망 | |

7) 사람들이 싫어하는 금은?

| 세 | |

8) 물 중에서 마시지 않고 씹어 먹는 물은?

| 나 | |

9) 병균 중에서 우두머리 병균은?

| 대 | | |

10) 정삼각형의 동생 이름은?

| | 삼 | |

11) 손님이 깎아 달라는 대로 다 깎아주는 사람은?

| 이 | |

57 상황 유추하기

다음은 문맥과 맥락을 잘 파악해 상황을 유추해보는 문제입니다.
보기의 글을 읽은 후 문제의 답을 찾아 V표 하세요.

> 할머니는 오래된 장롱 앞에 앉아 있다. 장롱 문을 열어 낡은 손수건에 싸인 편지를 꺼내 하나하나 펼쳐본다. 빛바랜 편지에는 글씨가 빼곡히 적혀 있고, 그녀는 잠시 눈을 감고 미소를 짓는다. 방 안에는 시계 초침 소리만 조용히 들린다.

1) 다음 중 위 장면의 분위기를 가장 잘 표현하는 말은 무엇인가요?
   □ 시끌벅적하고 즐거운
   □ 추억에 잠긴 조용한
   □ 긴장되고 급박한
   □ 무표정하고 냉정한

2) 할머니가 눈을 감고 미소 지은 이유는 무엇인지 자유롭게 써보세요.

_____

_____

3) 장롱 속에서 꺼낸 물건은 어떤 의미를 가지고 있는지 자유롭게 써보세요.

_____

_____

> 텃밭에 할아버지가 혼자 나와 있다. 호미로 잡초를 뽑으며
> 가끔 허리를 펴고 하늘을 바라본다. 발밑에는 흙냄새가 퍼지고 있고,
> 옆 고랑에는 작은 고추와 상추가 자라고 있다. 먼 들판 너머로는
> 노을이 지고 있다.

4) 다음 중 위 장면의 분위기를 가장 잘 표현하는 말은 무엇인가요?
- ☐ 정신없고 분주한
- ☐ 한적하고 평화로운
- ☐ 무섭고 어두운
- ☐ 쓸쓸하고 황량한

5) 위 장면의 시간대는 언제인가요?
그렇게 생각하게 된 말을 찾아 적어보세요.

_____

6) 할아버지의 행동에서 어떤 마음을 느낄 수 있나요? 자유롭게 써보세요.

_____

_____

58 비교표 이해하기

1년 동안 적금에 가입하려고 합니다. 은행 직원이 두 가지 상품을 추천했습니다. 아래 내용을 잘 읽고, 설명 중 틀린 것에 V표 하세요.

상품명	A은행 '든든한 적금'	B은행 '행복 적금'
기간	12개월	12개월
매달 낼 수 있는 최대 금액	50만 원	30만 원
이자율	연 4.0% (단리)	연 4.3% (복리)
이자 받는 방법	만기에 한 번에 받음	만기에 한 번에 받음
예금자 보호	보호됨	보호됨

* 단리는 원금에만 이자가 붙고, 복리는 이자에 또 이자가 붙는다.

☐ A은행 적금은 매달 50만 원까지 넣을 수 있다.
☐ B은행 적금이 이자가 더 높고, 복리로 계산된다.
☐ 매달 50만 원을 넣으려면 B은행 적금이 더 좋다.
☐ 두 상품 모두 예금자 보호가 된다.

59 꼭 알아야 할 요즘 낱말

다음은 50대의 두 사람이 나누는 이야기입니다.
대화를 잘 보고 빈칸에 정확한 낱말을 적어보세요.

1)
A : 요즘은 지갑을 안 들고 다녀. 핸드폰만 있으면 다 돼.
B : 어떻게 핸드폰으로 결제를 해?
A : ☐이☐ 로 결제하면 돼. 애플페이, 삼성페이 이런 거 몰라?
B : 아~ 그렇구나. 나도 앱을 깔아볼까?

2)
A : 요즘 핸드폰으로도 쉽게 동영상을 편집할 수 있더라고.
B : 와, 대단한데? 유튜브에 올릴 거야?
A : 응, 긴 영상 말고 ☐ㅊ☐ 로 유튜브에 올려보려고.
30초 정도 되는 짧은 영상으로 말이야.

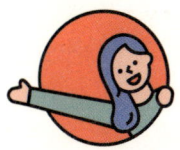 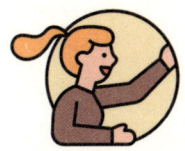 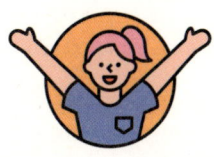 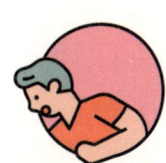

| 60 | 이미지로 문해력 키우기 |

1) 사진을 보고 어떤 상황의 장면인지 알맞은 것에 V표 하세요.

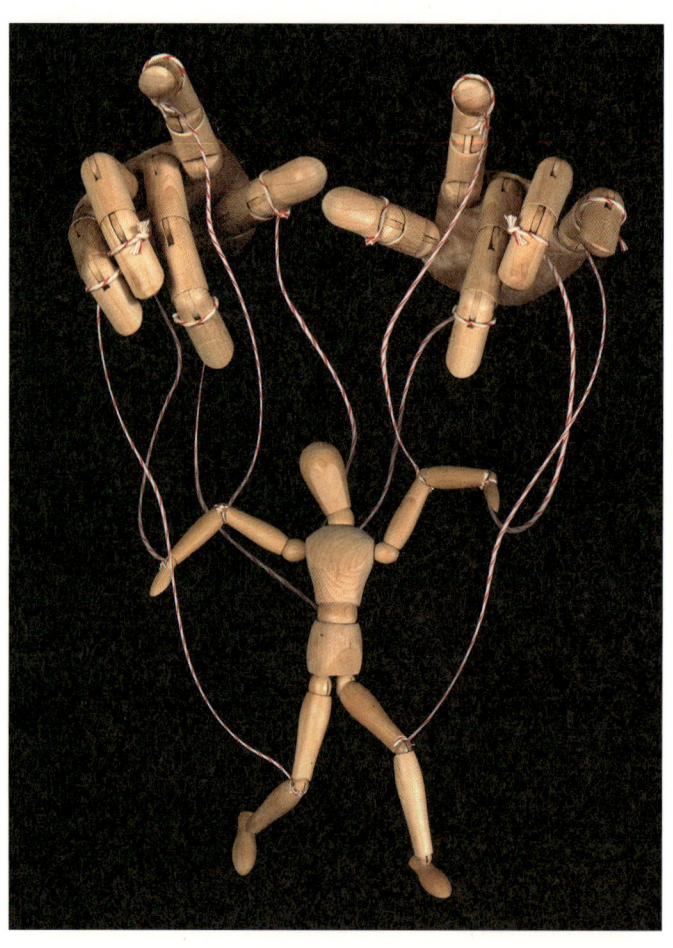

☐ 꼭두각시 인형이 스스로 움직이며 자유롭게 춤추고 있다.
☐ 꼭두각시 인형이 줄의 동작에 따라 움직이고 있다.
☐ 꼭두각시 인형이 줄을 스스로 끊으려 애쓰고 있다.
☐ 꼭두각시 인형이 줄을 정리하고 있다.

2) 사진을 보고 다음에 일어날 장면으로 알맞은 것에 V표 하세요.

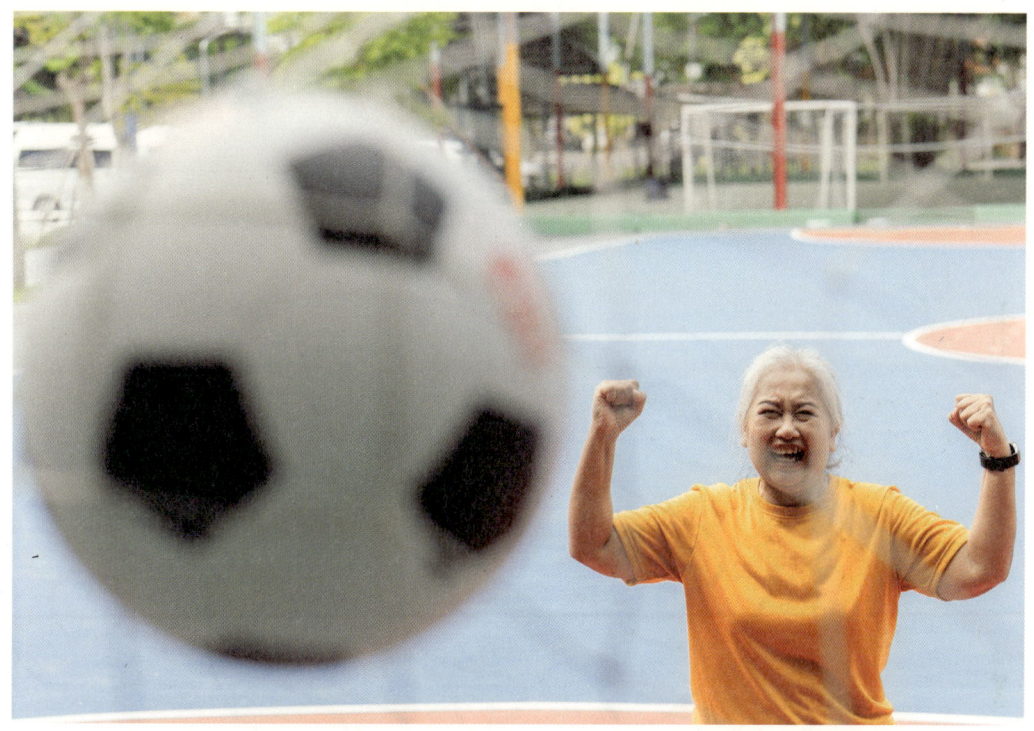

☐ 할머니가 공을 찬다.
☐ 할머니가 갑자기 넘어져서 아파한다.
☐ 할머니가 골을 넣고 기뻐하며 동료들과 포옹한다.
☐ 할머니가 경기를 포기하고 자리에 앉는다.

뇌가 젊어지는 **집중력 퀴즈 1**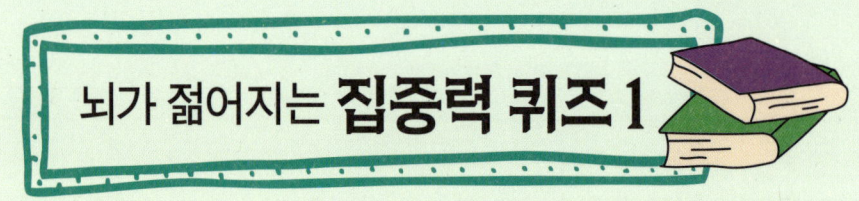

★에서 출발해 보물상자를 찾으려면 미로를 통과해야 합니다.
어떻게 미로를 통과해야 하는지 선을 그어보세요.

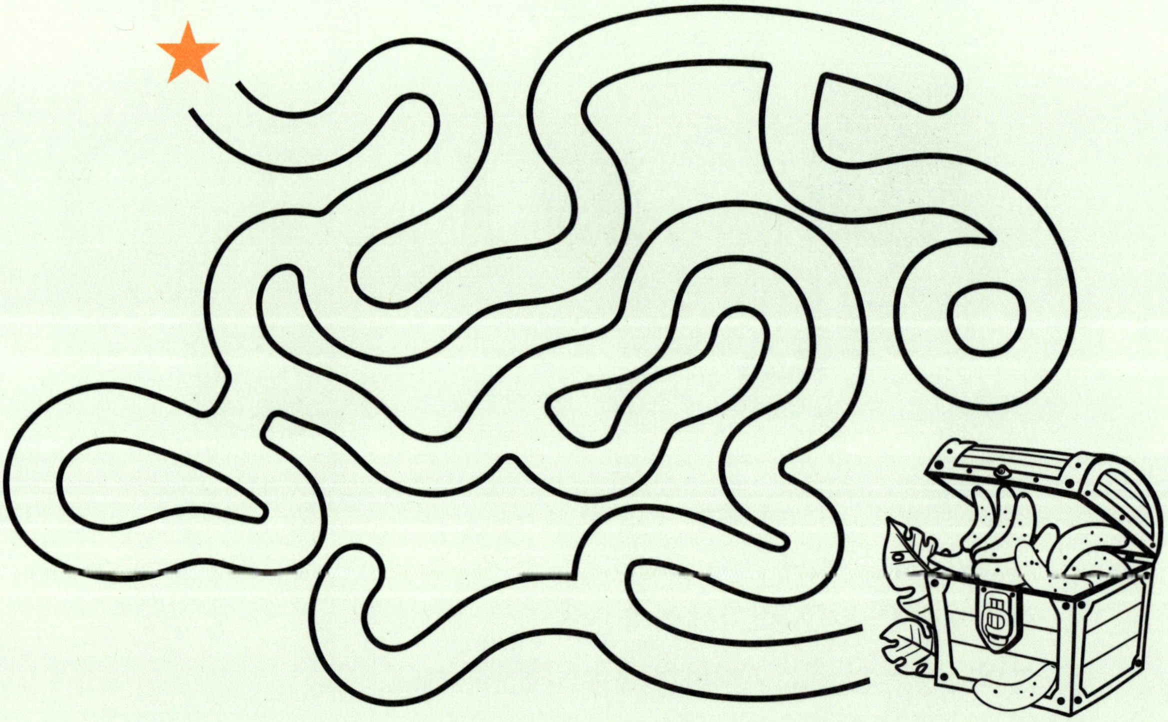

뇌가 젊어지는 **집중력 퀴즈 2**

4개의 색으로 된 동그라미들을 보고 빠진 조각을
아래의 조각에서 찾아 빈칸에 번호를 써보세요.

1 2 3 4 5 6

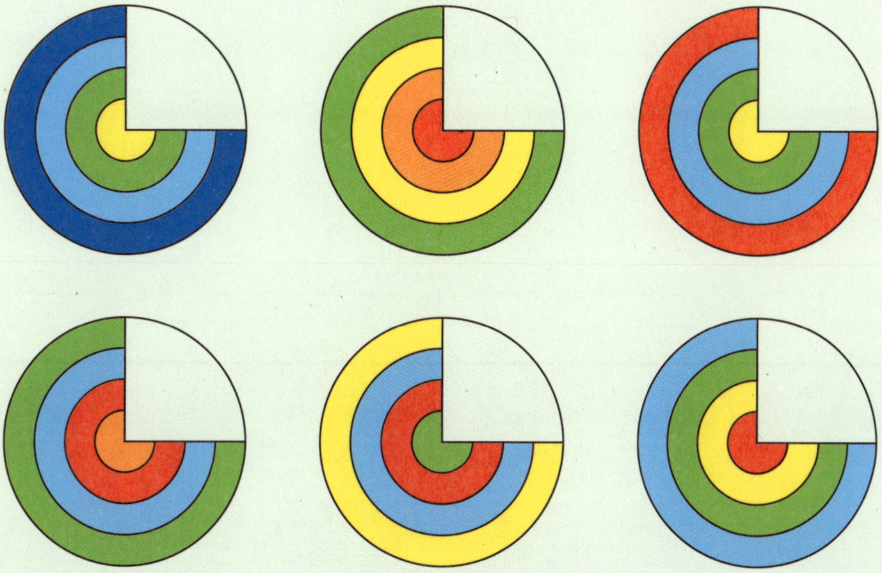

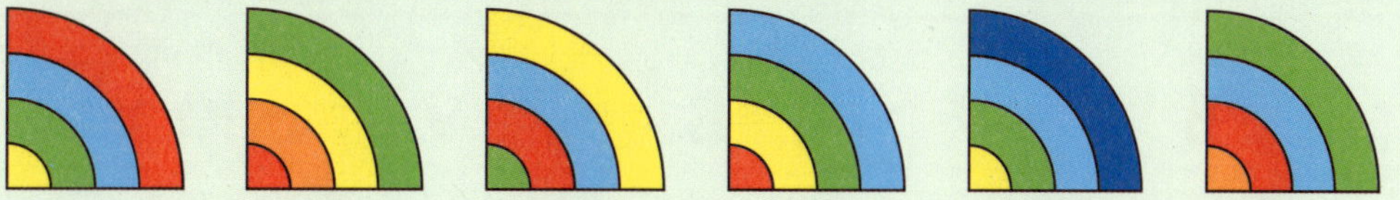

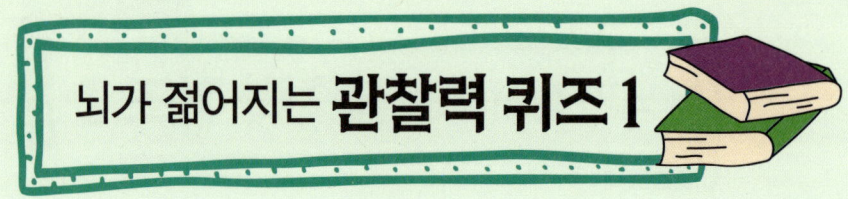

무지개 우산을 보고 같은 형태의 우산을 아래에서 찾아 동그라미 하세요.

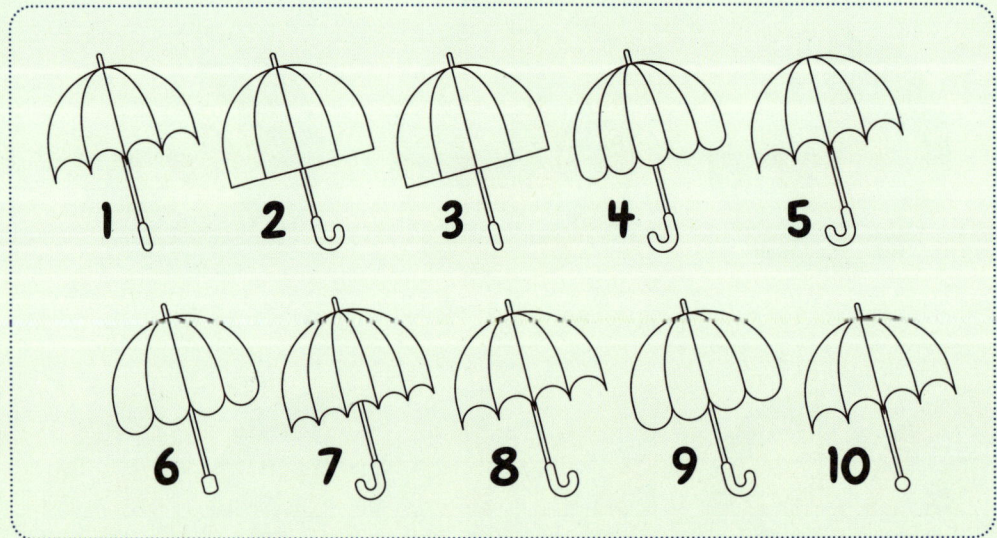

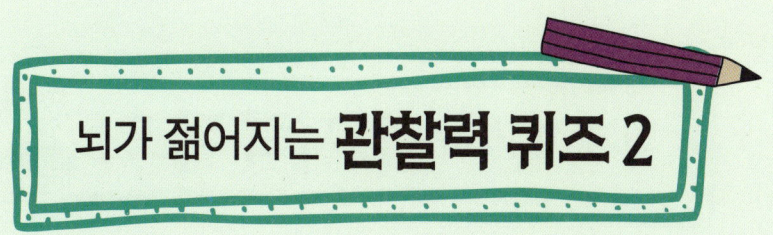

두 개의 그림 중에서 다른 점 3가지를 찾아
아래의 그림에 동그라미 하세요.

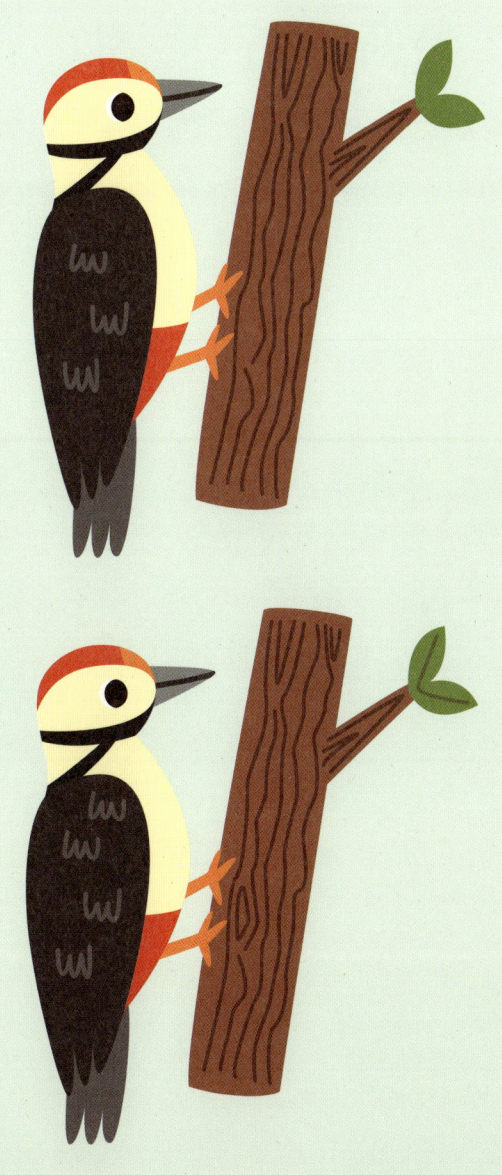

뇌가 젊어지는 인지력 퀴즈 1

가로세로 낱말을 자유롭게 채워 완성해보세요.

흙	수	저

소	비	량

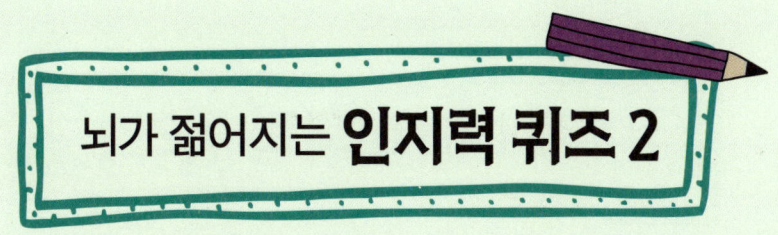

뇌가 젊어지는 **인지력 퀴즈 2**

가로, 세로, 대각선에 숨어 있는 단어 2개를 각각 찾아보세요.

그	톡	픽	땅
수	탉	대	롭
랜	징	샤	표

사	샤	또	휼
랑	지	혜	풍
해	타	피	둔

뇌가 젊어지는 **어휘력 퀴즈 1**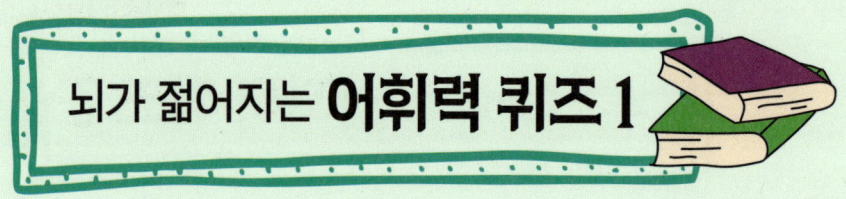

표에 들어 있는 글자를 조합해 빈칸에 들어갈 낱말을 만들어보세요.

유	공	유
사	버	세
튜	청	소

1) 배를 부리는 일을 직업으로 하는 사람을 말한다. (   )

2) 인터넷 무료 동영상 공유 사이트 유튜브에서 활동하는 사람들을 가리키는 말이다. (   )

3) 자기 의견 또는 자기 소속 정당의 주장을 선전하며 돌아다니는 일이다. (   )

4) 더럽거나 어지러운 것을 쓸고 닦아서 깨끗하게 하는 일을 가리킨다. (   )

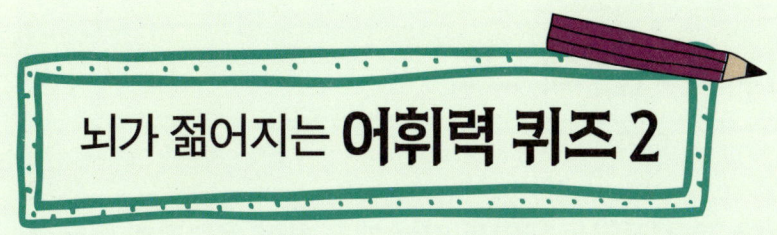

뇌가 젊어지는 어휘력 퀴즈 2

다음 그림을 글로 표현한 문장에서 올바르게 표기된 낱말을 골라 아래에 적어보세요.

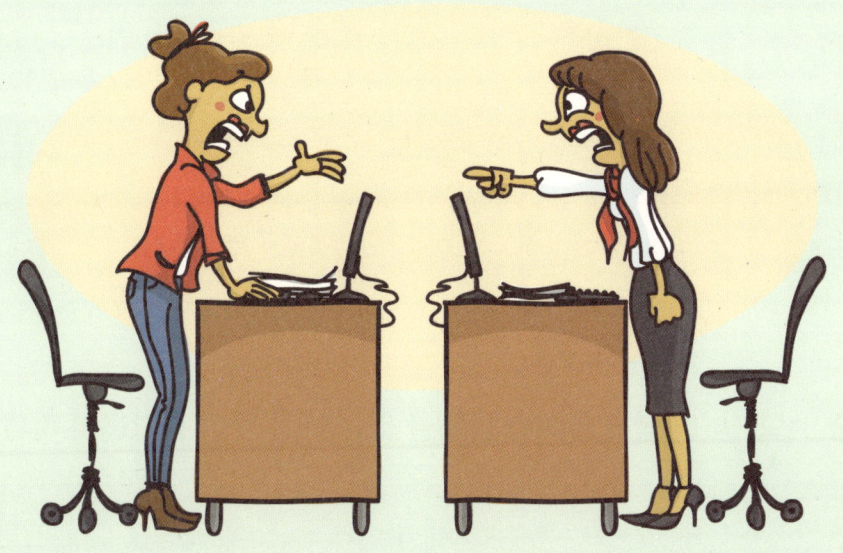

1) 두 사람이 크게 다퉜지만 사실 서로 잘못이 있어
   (도긴개긴 / 도찐개찐)이다.

   _____

2) 사무실에서 두 팀장의 언성이 높아져 분위기가 험악해지자,
   나이 어린 팀원들은 (안절부절못했다 / 안절부절했다).

   _____

61 어휘력 기본 테스트

1) 다음 중 'ㄹ'로 시작하는 낱말을 있는 대로 찾아 동그라미 하세요.

구름	동굴	소년	감사	보석
놀이터	도깨비	도구	리듬	장신구
마당	바람	소리	입학	물질
런닝	하늘	로봇	모임	레몬
감자	물고기	입구	통로	장수

2) 다음 중 'ㅁ'과 'ㅂ'이 함께 들어간 낱말을 있는 대로 찾아 동그라미 하세요.

등산	웃돈	체구	예측	미역
무밭	오금	시큼	생태계	지정
복숭아	산불	강낭콩	마법	손수건
흉내	문법	돌파	폭우	뉴스
탈춤	안개	치매	암기	모범

62　어휘력 연상 테스트

다음 보기처럼 자음으로 시작하는 낱말을 생각나는 대로 적어보세요.

| ㅊ | | ➡ | 차 | 례 |

1) 'ㅌ'으로 시작하는 낱말을 적어보세요.

| ㅌ | |　| ㅌ | |　| ㅌ | |

| ㅌ | |　| ㅌ | |　| ㅌ | |

2) 'ㅎ'으로 시작하는 낱말을 적어보세요.

| ㅎ | |　| ㅎ | |　| ㅎ | |

| ㅎ | |　| ㅎ | |　| ㅎ | |

63 중심어를 구체적으로 설명하는 낱말들

1) 알고 있는 악기의 종류를 빈칸에 써보세요.

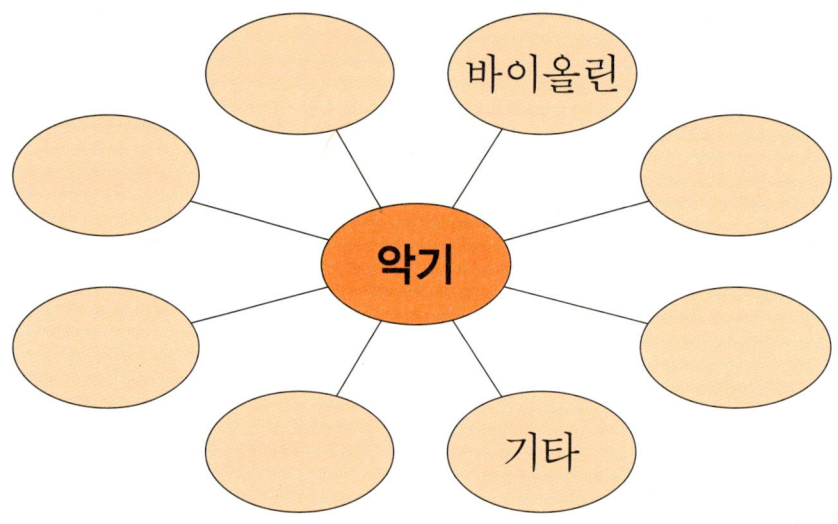

2) 알고 있는 세계 여러 나라의 이름을 빈칸에 써보세요.

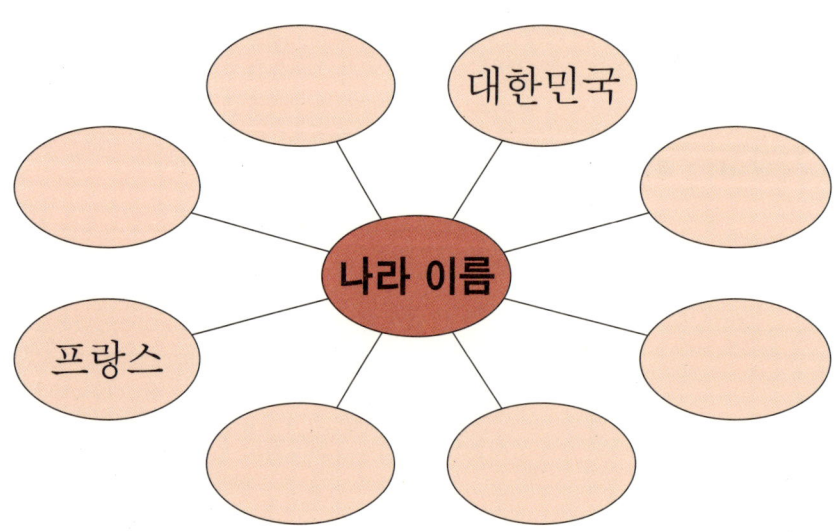

64 한자가 포함된 낱말들

1) 돌 석(石)이 들어가는 낱말을 빈칸에 적어보세요.

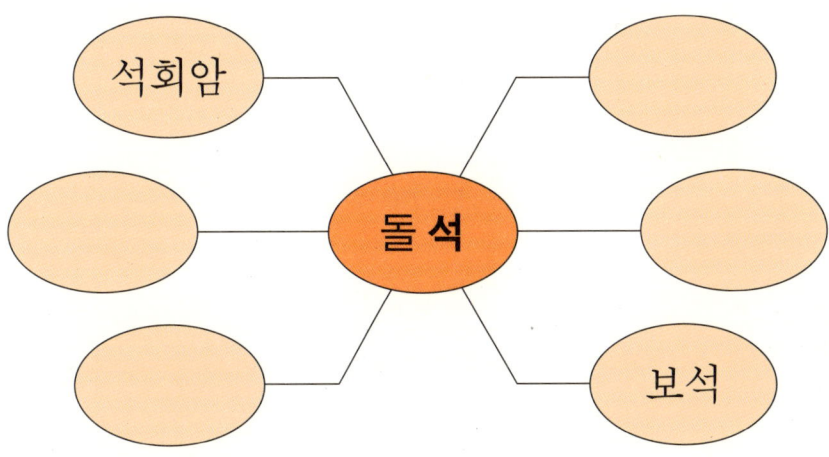

2) 말 마(馬)가 들어가는 낱말을 빈칸에 적어보세요.

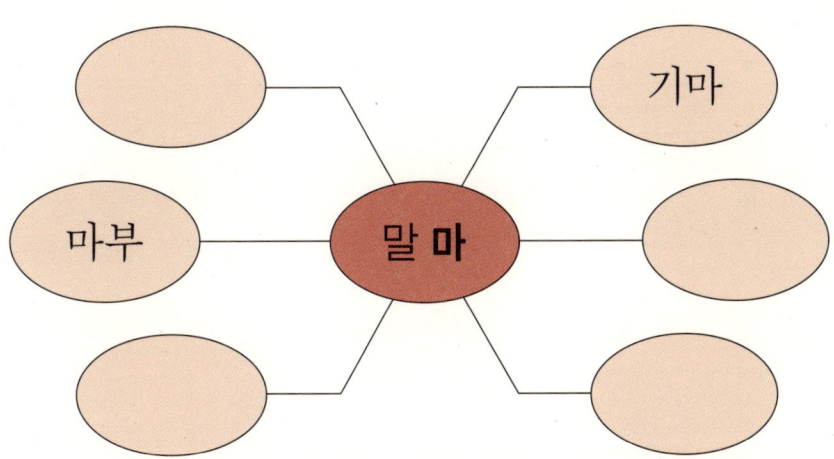

65 병과 관련된 낱말과 뜻 찾기

나이 들수록 몸에 문제가 생기는 건 자연스러운 현상입니다.
왼쪽의 질환들과 관련된 증상, 원인을 오른쪽에서 찾아 선으로 이어보세요.

| 치매 • | • 혈압이 정상보다 높은 증상 |

| 고혈압 • | • 혈액 내 지방 수치가 높은 증상 |

| 고지혈증 • | • 심장 혈관이 막혀 심장 근육이 손상되는 질환 |

| 심근경색 • | • 뇌혈관이 막히거나 터져 발생하는 질환 |

| 뇌졸중 • | • 기억력과 인지 기능이 저하되는 질환 |

| 우울증 • | • 지속적인 기분 저하와 무기력감 |

| 위염 • | • 나이가 들어 가까운 것이 잘 보이지 않는 증상 |

| 노안 • | • 위 점막에 염증이 생기는 질환 |

| 요실금 • | • 소변이 자신도 모르게 새어나오는 증상 |

66 딱 맞는 낱말로 명료한 문장 만들기

빈칸에 들어갈 낱말을 보기에서 골라 문장을 완성하세요.

1) 반복   기억

어려운 단어는 여러 번 (   )해서 외워야 오래 남는다.

2) 재능   노력

그는 타고난 (   )보다 성실한 태도로 성공했다.

3) 오해   감사

내 진심이 제대로 전달되지 않아 (   )만 생겼다.

4) 참관   참견

남의 일에 (   )하지 말고 네 할 일을 하렴.

5) 응답   준비

갑작스러운 질문에도 침착하게 (   )했다.

6) 의욕   휴식

너무 지치면 잠시 (   )을 취하는 것도 필요하다.

67 의미가 반대되는 낱말 찾기

1) 다음 문장을 읽고 밑줄 친 낱말의 뜻과 반대되는 것에 V표 하세요.

> 새로 임명된 금융감독원장은 금융 시장의 <u>질서</u>를 무너뜨리는 행위에 대해서는 엄하게 다스리겠다고 밝혔다.

☐ 무질서　　　☐ 정돈
☐ 정리　　　　☐ 안정감

2) 다음은 두 개의 낱말로 이루어진 묶음입니다.
이중에서 반대말로 된 묶음이 아닌 것에 V표 하세요.

☐ 성장 ― 쇠퇴　　　☐ 절대 ― 상대
☐ 명확 ― 모호　　　☐ 긴장 ― 이완
☐ 근면 ― 성실

3) 다음은 '단결'과 관련된 낱말입니다.
이중에서 반대되는 뜻으로 쓰이는 낱말에 V표 하세요.

☐ 단합　　　☐ 분열　　　☐ 협동
☐ 동맹　　　☐ 연대

4) 다음 문장을 읽고 밑줄 친 낱말의 뜻과 반대되는 것에 V표 하세요.

> 그는 중요한 문서를 정리하다가, 중복되거나 필요 없는 내용을 찾아 하나씩 <u>삭제</u>했다. 불필요한 문장이 빠지자 글이 훨씬 간결해졌고, 흐름도 더 매끄러워졌다.

☐ 제거 ☐ 편집
☐ 정리 ☐ 첨가

5) 다음은 두 개의 낱말로 이루어진 묶음입니다.
이중에서 반대말로 된 묶음이 아닌 것에 V표 하세요.

☐ 수세 — 공세 ☐ 순종 — 잡종
☐ 쉽사리 — 어렵사리 ☐ 분담 — 분열
☐ 아직 — 벌써

6) 다음은 '과잉'과 관련된 낱말입니다.
이중에서 반대되는 뜻으로 쓰이는 낱말에 V표 하세요.

☐ 풍족 ☐ 초과
☐ 지나침 ☐ 부족
☐ 과도

68 낱말을 다채롭게 사용하기

1) 다음 문장을 읽고 밑줄 친 낱말의 뜻과 다르게 쓰인 것을 찾아 V표 하세요.

오랜만에 만난 친구들과의 대화는 시간 가는 줄 모를 만큼 <u>유쾌한</u> 분위기였다.

☐ 즐거운　　☐ 기분 좋은　　☐ 발랄한　　☐ 답답한

그는 사람들과 잘 어울리고, 누구에게나 <u>온화한</u> 인상을 주는 사람이다.

☐ 부드러운　　☐ 따뜻한　　☐ 날카로운　　☐ 편한

2) 다음 문장을 읽고 밑줄 친 낱말 대신 사용할 수 있는 것에 V표 하세요.

해외 출장을 마친 그는 오랜만에 집에 돌아와 따뜻한 밥을 먹으며 <u>편안한</u> 시간을 보냈다.

☐ 고요한　　☐ 불편한　　☐ 지겨운　　☐ 안락한

아이들은 눈이 오자 마당으로 나가 <u>신나게</u> 눈싸움을 하며 깔깔 웃었다.

☐ 지루하게　　☐ 바쁘게　　☐ 새롭게　　☐ 즐겁게

69 우리말 바로 쓰기

다음 문장을 읽고 빈칸에 들어갈 순우리말에 V표 하세요.

1) 어릴 적 엄마가 떠준 털장갑에는 엄마의 포근한 (　　　)이 가득 담겨 있었다. 그래서인지 추운 겨울바람이 하나도 무섭지 않았다.

☐ 손맛　　☐ 다솜　　☐ 짜증　　☐ 슬픔

2) 아버지의 낡은 일기장을 펼쳐 읽는 순간, 그 안에 담긴 깊은 (　　　)이 느껴졌다.

☐ 혜윰　　☐ 걱정　　☐ 분석　　☐ 마찰

3) 산자락 아래 흐르는 냇물은 예나 지금이나 (　　　) 흐르고 있구나. 어릴 적 그 물가에서 놀던 기억이 나도 모르게 나네.

☐ 이상하게　　☐ 별나게　　☐ 온새미로　　☐ 억척스럽게

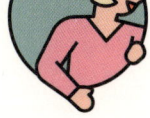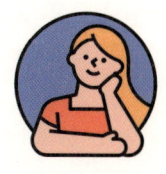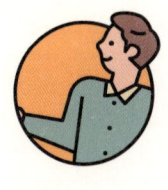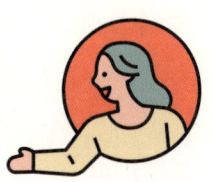

70 웃으면서 핵심을 찌르는 속담

우리나라 속담은 비유와 상징을 통해 풍자와 교훈을 줍니다.
다음 설명을 읽고 적절한 낱말을 넣어 같은 뜻의 속담을 완성해보세요.

1) 가늘게 내리는 비에 조금씩 옷이 젖기 때문에 여간해서도 옷이 젖는 줄을 깨닫지 못한다는 뜻이다.

   (   )에 옷 젖는 줄 모른다.

2) 어떤 일이든지 하려고 마음 먹으면 망설이지 말고 행동으로 옮겨야 한다. 든든히 박힌 소의 뿔을 뽑으려면 불로 달구어 놓은 김에 해치워야 한다는 뜻이다.

   (   )도 단김에 빼랬다.

3) 젊은 시절의 고생은 장래를 위해 중요한 경험이 되므로 그 고생을 달게 여겨라. 초년고생은 사서라도 한다는 뜻이다.

   (   )은 은 주고 산다.

4) 남을 해치려고 하다가 제가 도리어 큰 화를 입게 되는 경우를 말한다. 이쪽에서 방망이로 저쪽을 때리면, 저쪽에서는 홍두깨로 이쪽을 때린다는 뜻이다.

   가는 방망이 오는 (   ).

71 언어 감각과 상황 판단력을 키우는 속담

속담은 사람의 마음을 콕 찌르는 지혜를 주고, 상황을 명쾌하게 해석하도록 도와줍니다. 다음 글을 읽고 어떤 속담을 뜻하는지 찾아 V표 하세요.

1)
> 보리가 누렇게 익을 무렵에는 따뜻해야 하나 오히려 추워서 기운이 쇠한 사람이 얼어 죽는다는 뜻으로, 더워야 할 계절에 도리어 춥게 느껴지는 때를 비유적으로 이르는 말

- ☐ 보리고개에 설늙은이 즐겁다.
- ☐ 배고픈 늙은이 보리죽을 먹는다.
- ☐ 보리누름에 설늙은이 얼어 죽는다.
- ☐ 보리누름에 아기가 춥다.

2)
> 마당이 벌어졌는데 그릇이 터졌을 때 필요한 솔뿌리를 걱정한다는 뜻으로, 당치도 아니한 것으로 사건을 수습하려 하는 어리석음을 비웃는 말

- ☐ 마당 터진 데 집 걱정
- ☐ 그릇 터진 데 부엌 걱정
- ☐ 마당 벌어진 데 웬 솔뿌리 걱정
- ☐ 마당 벌어진 데 웬 가족 걱정

72 추리력과 연상력을 키우는 낱말 퀴즈

다음 힌트를 순서대로 읽으며 어떤 낱말을 뜻하는지 빈칸에 적어보세요.

1)
밀짚모자를 쓰고 논과 밭에 서 있어요.
지금은 많이 보이지는 않아요.
《오즈의 마법사》에 나오는 주인공 중 하나예요.

| | 수 | 아 | |

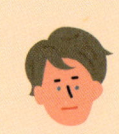

2)
남에게 빌붙어서 사는 사람을 낮출 때 사용되는 단어예요.
봉준호 감독이 만든 영화로 아카데미상을 수상했어요.
감염을 예방하려면 충분히 익혀 먹어야 해요.

| | 생 | |

3)
커피숍에 가져가면 할인을 받을 수도 있어요.
친환경을 실천하는 생활 습관이기도 해요.
보온 보냉 성능이 뛰어난 컵이에요.

| 텀 | 블 | |

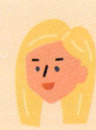

4)
길쭉하고 초록색인 여름 채소예요.
95%가 수분으로 되어 있어요.
먹기도 하지만 팩으로 만들어 피부를 진정시키기도 해요.

| | 이 |

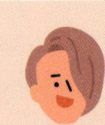
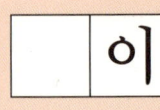

5)

페달을 밟고 앞으로 나가요.
서울시에서는 '따릉이'를 운영하고 있어요.
두 발도 있고 세 발도 있어요.

| | | 거 |

6)

줄무늬가 있어요.
곶감을 무서워해요.
우리나라에 오래전에는 살았지만 지금은 사라졌어요.
한반도를 상징하기도 해요.

| | | 이 |

7)

커피에도 있고 초콜릿에도 있어요.
너무 많이 먹으면 밤에 잠이 안 와요.
요즘엔 고함량 에너지 음료로도 나와요.

| | 페 | |

8)

12장으로 되어 있어요.
한 장씩 뜯어서 사용하기도 하고 한 장씩 넘겨서도 사용해요.
전부 사용하면 새해가 와요.

| | 력 |

73 긴 말보다 촌철살인의 어휘로!

한자성어는 교훈과 지혜를 줄 뿐만 아니라 품격 있는 대화에 요긴한 글자입니다.
다음 글을 읽고 어떤 한자성어로 표현할 수 있는지 찾아 V표 하세요.

1)
> 몰래 불법주차를 하는 사람에게 한마디 하자, 도리어 남 일에
> 왜 참견이냐는 항의를 받았다.

- ☐ 초록동색(草綠同色)
- ☐ 적반하장(賊反荷杖)
- ☐ 토사구팽(兔死拘烹)
- ☐ 공중누각(空中樓閣)

2)
> 그는 부모님이 편찮다고 핑계를 대고 결근을 했다.
> 하지만 실은 여자 친구와 신나게 여행을 다녀온 것이었다.
> 다음 날 회사 동료들이 병문안 오겠다고 하자, 그는 둘러대느라
> 쩔쩔맸다.

- ☐ 자승자박(自繩自縛)
- ☐ 읍참마속(泣斬馬謖)
- ☐ 타산지석(他山之石)
- ☐ 약육강식(弱肉强食)

3)
> 그는 짧은 말로도 핵심을 찌르는 능력을 갖고 있었다.

- ☐ 온고지신(溫故知新)
- ☐ 용두사미(龍頭蛇尾)
- ☐ 촌철살인(寸鐵殺人)
- ☐ 교언영색(巧言令色)

74 품격을 더해주는 한자성어

한자성어를 많이 알면 알수록 말 한마디에 무게감이 실리고, 듣는 사람도 귀 기울이게 만들 수 있습니다. 밑줄 친 글을 한자성어로 표현할 때 맞는 것에 V표 하세요.

1) 탐험가들은 위험한 탐험 중 여러 차례 죽을 고비를 넘기고 간신히 목숨을 건지는 순간을 겪으며 삶의 소중함을 더욱 절실히 느끼게 된다.

   ☐ 대동소이(大同小異) ☐ 풍전등화(風前燈火)
   ☐ 구사일생(九死一生) ☐ 막상막하(莫上莫下)

2) 모두가 정정당당한 방식으로 이기는 것이 진정한 실력이라고 믿었다. 하지만 그는 승진을 위해 수단과 방법을 가리지 않고 온갖 모략과 술책을 서슴지 않았다.

   ☐ 독불장군(獨不將軍) ☐ 권모술수(權謀術數)
   ☐ 표리부동(表裏不同) ☐ 맥수지탄(麥秀之嘆)

3) 그들은 해외여행을 가기 위해 공항에 모였다. 그런데 한 사람이 여권을 집에 두고 왔다고 하자 모두가 몹시 놀라 얼굴이 새하얘졌다.

   ☐ 혼비백산(魂飛魄散) ☐ 우이독경(牛耳讀經)
   ☐ 독장난명(獨掌難鳴) ☐ 일거양득(一擧兩得)

75 틀리기 쉬운 말 바로 알기

다음 낱말의 뜻을 보고 빈칸에 들어갈 낱말을 알맞은 형태로 쓰세요.

1)
> 틀리다 : 잘못되거나 맞지 않다.
> 다르다 : 서로 같지 않다.

- 정답이 (　　　)자 속상했다.
- 너와 나는 성격이 참 (　　　)다.
- 대사를 하나도 안 (　　　)고 줄줄 외웠다.

2)
> 한참 : 시간이 상당히 지나는 동안
> 한창 : 어떤 일이 가장 활기 있고 왕성하게 일어나는 때

- 담장을 따라 (　　　) 걸어가니 기와집이 나왔다.
- 요즘 앞산에는 진달래가 (　　　)이다.
- 5년 만에 가본 고향은 바야흐로 가을이 (　　　)이었다.

3)
> 빗 : 머리털을 빗을 때 쓰는 도구
> 빚 : 남에게 갚아야 할 돈

- 그는 동료들에게 (　　　)을 졌다.
- 아버지는 수억 원에 가까운 (　　　)을 떠안고 절망했다.
- 할머니는 아침마다 (　　　)으로 머리를 곱게 단장했다.

빈칸에 들어갈 낱말을 보기에서 찾고 필요하면 알맞은 형태로 바꾸어 적어보세요.

들르다	들리다	일컫다	읽히다
이르다	이루다	늘리다	감다
감기다	늘이다	일르다	

4) 퇴근하는 길에 포장마차에 (   )다가 친구를 만났다.

5) 옷이 비에 젖어 맨살에 (   )었다.

6) 할아버지는 어릴 적 귓병을 앓아서 귀가 잘 (   )지 않는다.

7) 그들은 한평생 화목한 가정을 (   )다.

8) 그녀에게 내 마음을 (   )는 순간 몹시 부끄러웠다.

9) 자정에 (   )서야 집에 돌아왔다.

10) 우리는 집을 (   )서 넓은 평수로 이사했다.

11) 아이가 졸린지 눈을 스르르 (   )고 잠들었다.

12) 예로부터 우리나라를 동방예의지국이라고 (   )었다.

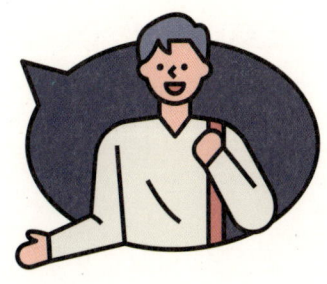

76 사고력을 키우는 수수께끼

수수께끼는 언어 감각뿐만 아니라 인지력, 상상력을 키워줍니다.
다음 수수께끼 문제를 읽고 빈칸에 글을 넣어 답을 완성해보세요.

1) 낮에는 숨어 있고 밤에만 반짝거리며 나오는 것은?

ㅂ		

2) 굴리면 굴릴수록 더욱 커지는 것은?

눈		이

3) 별 중에 가장 슬픈 별은?

	이

4) 밤에만 하늘에 나타나 평생 살을 찌우고 빼는 것을 반복하는 것은?

ㄷ	

5) 앞으로 나가면 지고, 뒤로 물러나면 이기는 것은?

		리	기

6) 들어가는 구멍은 하나인데
나오는 구멍은 둘인 것은?

| 바 | |

7) 벌레 중에서 가장 빠른 벌레는?

| 바 | | 벌 |

8) 나무만 보면 노크하는 동물은?

| 딱 | | 구 |

9) 평생 부채를 달고 다니는 동물은?

| 공 | | 새 |

10) 목수도 못 고치는 집은?

| 고 | |

11) 귀는 귀인데 개가 좋아하는 귀는?

| 뼈 | |

77 상황 유추하기

**다음은 문맥과 맥락을 잘 파악해 상황을 유추해보는 문제입니다.
보기의 글을 읽은 후 문제의 답을 찾아 V표 하세요.**

> 작은 연못가에 아이 손을 잡은 할머니가 서 있다. 아이는 돌멩이를 던지며 물수제비를 뜨고, 할머니는 조용히 그 모습을 바라본다. 연못 주변에는 갈대가 흔들리고, 멀리서 개구리 울음소리가 들려온다. 해는 서서히 기울고, 물 위로 황금빛이 번지고 있다.

1) 다음 중 위 장면의 분위기를 가장 잘 표현하는 말은 무엇인가요?
   - ☐ 활기차고 북적이는
   - ☐ 평화롭고 따뜻한
   - ☐ 차갑고 냉정한
   - ☐ 긴장되고 무거운

2) 위 장면의 시간은 언제일까요? 그렇게 생각하게 된 말을 찾아 적어보세요.
   _____

3) 할머니와 아이의 모습에서 어떤 감정을 느낄 수 있나요? 자유롭게 써보세요.
   _____
   _____

낡은 교실 안, 햇살이 창문으로 비스듬히 들어온다. 나무 책상 위에는 이름이 새겨진 흔적이 있고, 칠판에는 선생님의 분필 자국이 옅게 남아 있다. 교실 뒤편에는 누렇게 바랜 졸업 사진이 걸려 있다. 바닥은 삐걱 소리를 내며 먼지를 일으키고, 운동장에서 아이들의 웃음소리가 희미하게 들려온다.

4) 다음 중 위 장면의 분위기를 가장 잘 표현하는 말은 무엇인가요?
- ☐ 어수선하고 혼란스러운
- ☐ 급하고 바쁜
- ☐ 잔잔한 그리움이 느껴지는
- ☐ 어둡고 불안한

5) 위 장면을 보고 떠오르는 추억을 자유롭게 써보세요.

_____

_____

6) 위 장면에서 가장 인상 깊은 문장을 찾아 그 이유를 적어보세요.

_____

_____

78 안내표 이해하기

할아버지가 행복아파트 정류장에서 출발해 싱싱마트와 튼튼병원에 가려고 합니다. 버스 시간표와 환승 안내표를 잘 보고, 설명 중 틀린 것에 ∨표 하세요.

행복아파트 정류장 버스 시간표

노선번호	주요 경유지	첫차	막차
301	옷도매상가, 싱싱마트	05 : 30	23 : 00
501	전자상가, 가구대리점, 싱싱마트	06 : 00	22 : 30
701	문구센터, 야채시장	05 : 40	23 : 20

환승 안내표 (싱싱마트 도착 후)

도착지	환승 노선	소요 시간	비고
평화백화점	4212	15분	버스 환승
금남타워	02번 마을버스	30분	마을버스 환승
튼튼병원	지하철 2호선	20분	지하철 환승

☐ 아침 5시 30분에 싱싱마트로 가는 301번 버스를 바로 탈 수 있다.

☐ 싱싱마트를 가려면 701번 버스를 타면 된다.

☐ 501번 버스를 이용하면 싱싱마트까지 갈 수 있다.

☐ 싱싱마트에서 튼튼병원으로 가려면 지하철로 환승해야 한다.

79 꼭 알아야 할 요즘 낱말

**다음은 60대의 두 사람이 나누는 이야기입니다.
대화를 잘 보고 빈칸에 정확한 낱말을 적어보세요.**

1)

A : 요즘 물가가 너무 올라서 걱정이야.
식비며 공과금이며 나가는 돈이 많아. 소득도 없는데 걱정이야.

B : 그래서 매달 나오는 이게 정말 큰 도움이 돼. 60세까지 납부했는데
65세 넘으니까 받게 되네.
만 65세 넘으면 　노　　　 연금을 받을 수 있어.

B : 아~ 그렇군! 나도 젊을 때 꼬박꼬박 냈는데
이제 돌려받을 때가 됐군.

2)

A : 요즘 입맛도 없는데 달달한 게 자꾸 생각난다.
하지만 혈당이 확 오를까 싶어 꾹 참지.

B : 대신 채소를 많이 먹고, 단백질을 챙기면 돼.
요즘 설탕을 줄인 　저　　 식단이 인기야.
그렇게 관리하는 사람 많아.

80 이미지로 문해력 키우기

1) 사진을 보고 어떤 상황의 장면인지 알맞은 것에 V표 하세요.

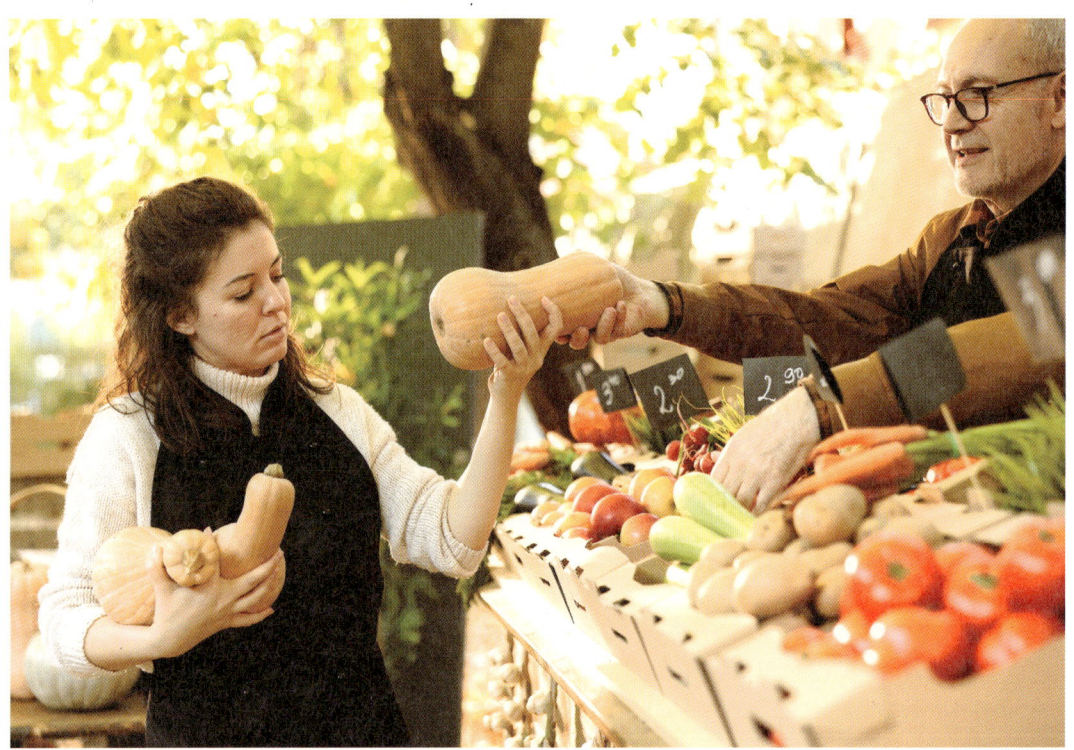

☐ 두 사람이 시장에서 춤추고 있다.
☐ 한 사람이 채소를 고르고 있다.
☐ 두 사람이 채소를 나르고 있다.
☐ 식당 앞에서 손님을 기다리고 있다.

2) 사진을 보고 다음에 일어날 장면으로 알맞은 것에 V표 하세요.

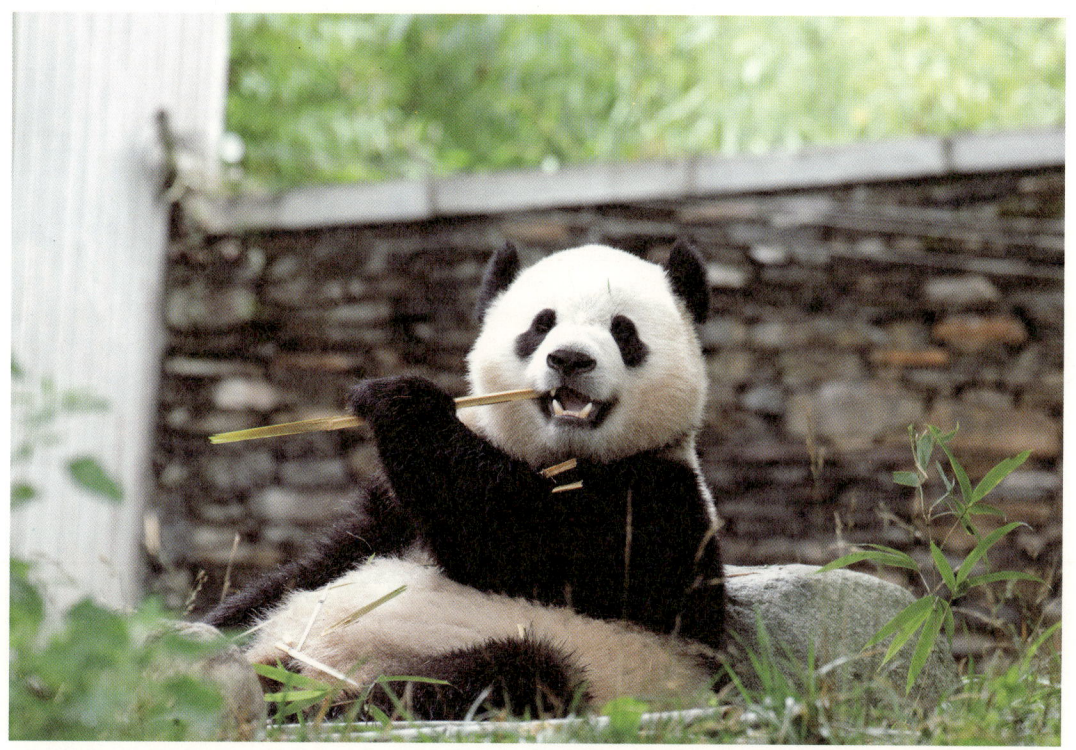

☐ 판다가 갑자기 뛰어나가 으르렁댄다.
☐ 판다가 졸음이 와서 쓰러진다.
☐ 판다가 편하게 누워서 대나무를 먹는다.
☐ 판다가 다른 동물과 장난친다.

뇌가 젊어지는 **집중력 퀴즈 1**

배가 무인도로 가려면 미로를 통과해야 합니다.
어떻게 미로를 통과해야 하는지 선을 그어보세요.

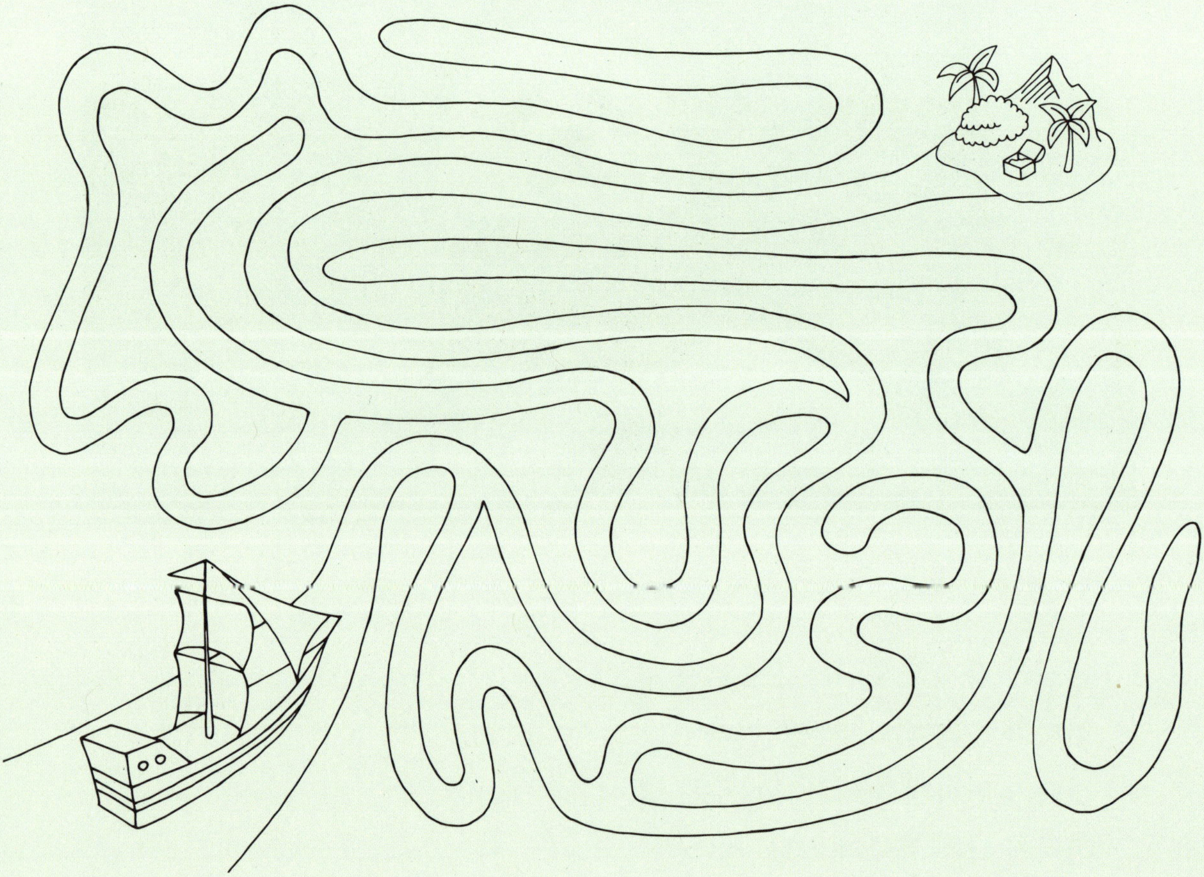

뇌가 젊어지는 **집중력 퀴즈 2**

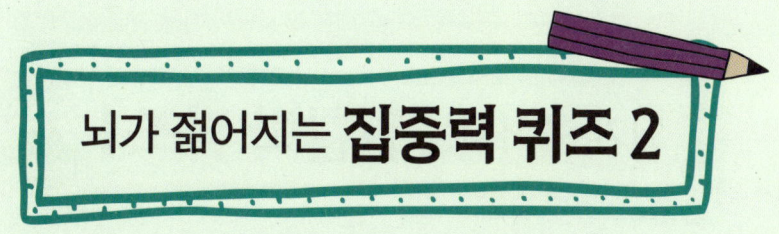

6마리 새들의 그림자를 아래에서 찾아 같은 것끼리 선으로 이어보세요.

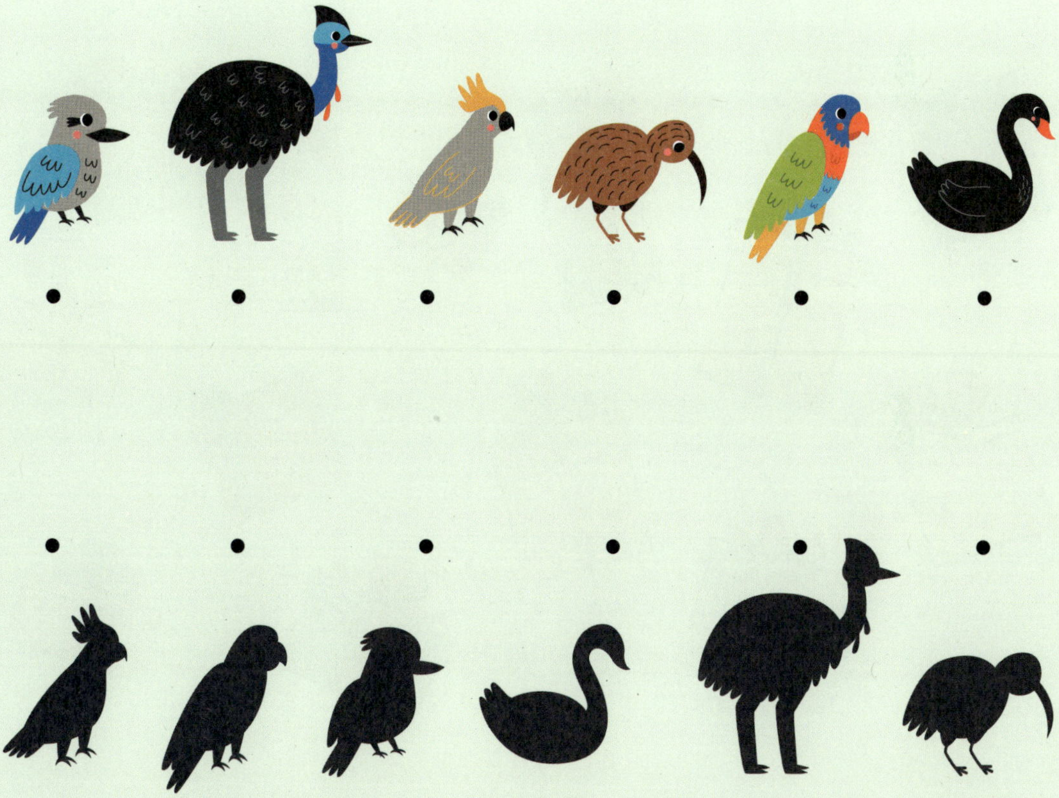

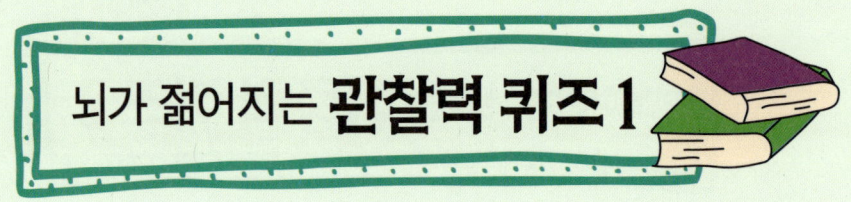

뇌가 젊어지는 관찰력 퀴즈 1

다음 선물 상자들 중에 같은 모양의 선물 상자가 2개 있어요.
찾아서 동그라미 하세요.

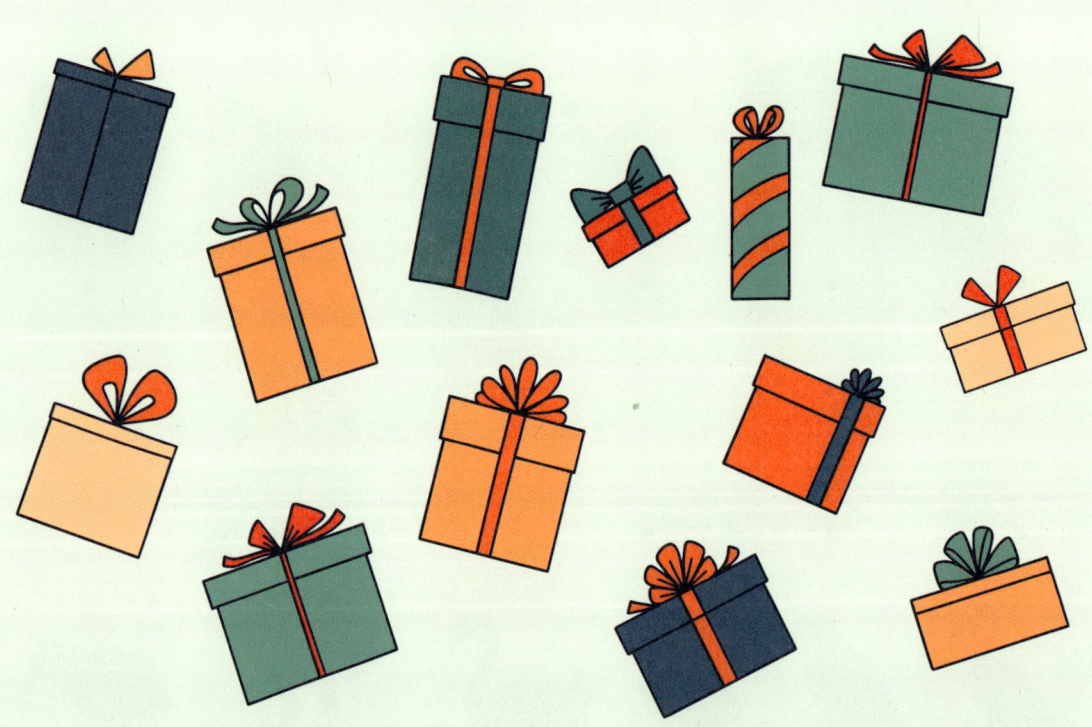

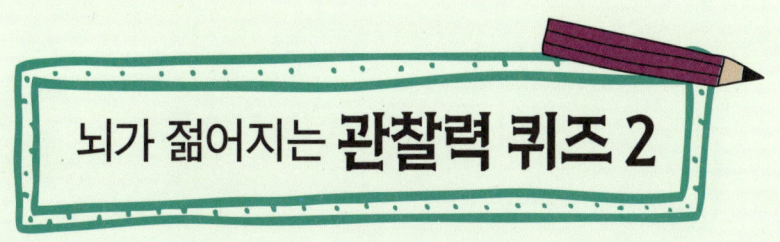

뇌가 젊어지는 관찰력 퀴즈 2

두 개의 그림 중에서 다른 점 5가지를 찾아
아래의 그림에 동그라미 하세요.

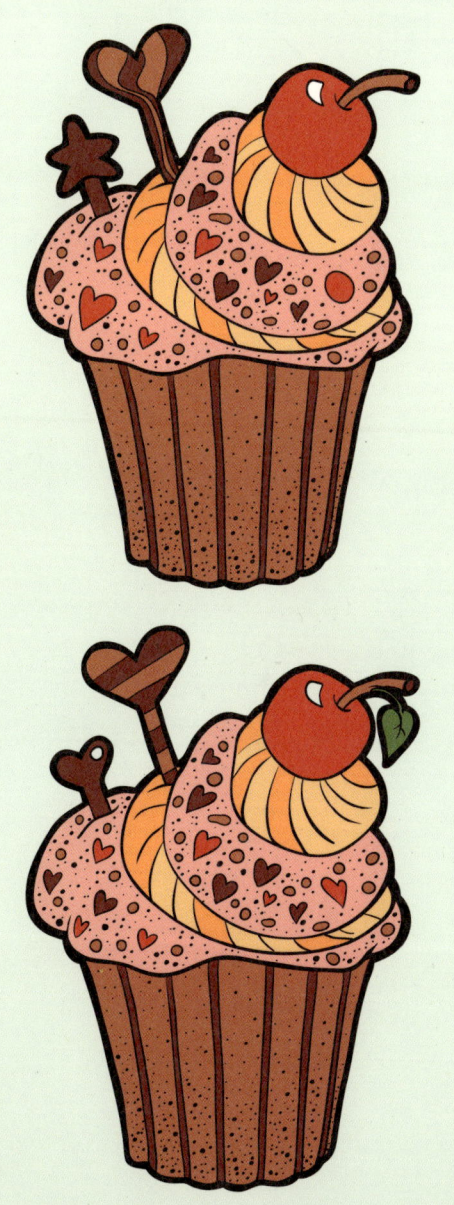

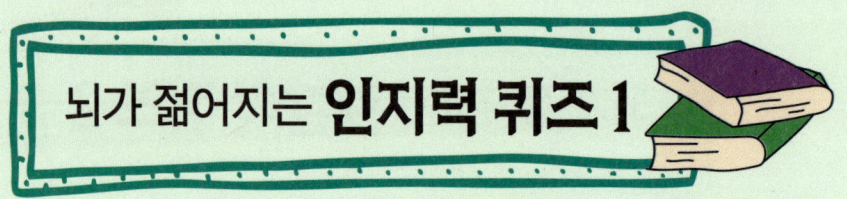

가로세로 낱말을 자유롭게 채워 완성해보세요.

| 박 | 물 | 관 |

| 나 | 일 | 강 |

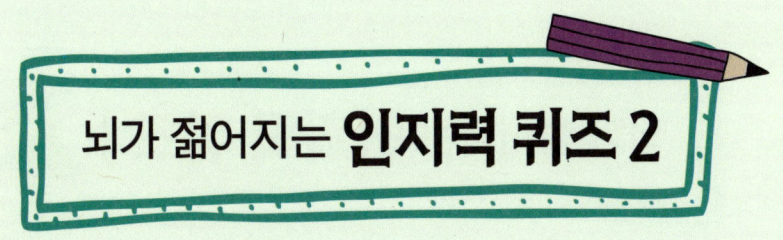

뇌가 젊어지는 **인지력 퀴즈 2**

가로, 세로, 대각선에 숨어 있는 단어 2개를 각각 찾아보세요.

탄	낱	없	야
력	휘	격	츄
숭	과	꽈	엿

휴	값	붉	위
훑	대	험	꽈
첨	콩	폰	뜽

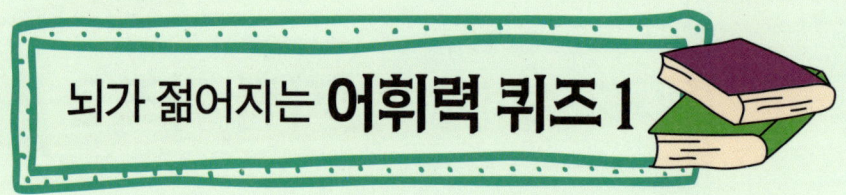

뇌가 젊어지는 **어휘력 퀴즈 1**

표에 들어 있는 글자를 조합해 빈칸에 들어갈 낱말을 만들어보세요.

다	달	기	종
동	방	떡	학
네	뻥	튀	이

1) 쌍화차와 음료를 파는 어른들의 만남의 장소이다. (　　　　)

2) 산등성이나 산비탈 따위의 높은 곳에 가난한 사람들이 모여 사는 동네를 이르는 말이다. (　　　　)

3) "뻥!" 소리에 놀라 웃던, 바삭한 맛에 손이 가던 길거리 간식이다. (　　　　)

4) 소원을 담아 접던 천 마리 새를 가리키는 말. 가수 전영록이 1982년에 발표한 노래의 제목이기도 하다. (　　　　)

5) 곡식 가루를 찌거나, 그 찐 것을 빚어서 만든 음식을 통틀어 이르는 말. 이사하면 이것을 이웃에게 나눠준다. (　　　　)

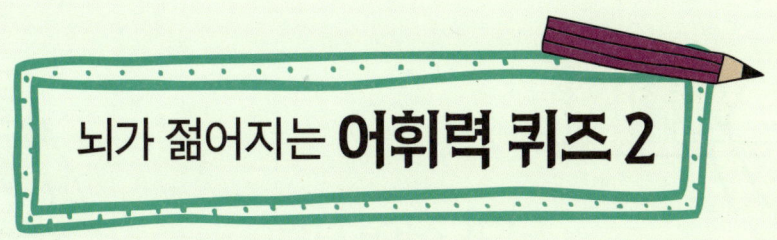

다음 그림을 글로 표현한 문장에서 올바르게 표기된 낱말을 골라 아래에 적어보세요.

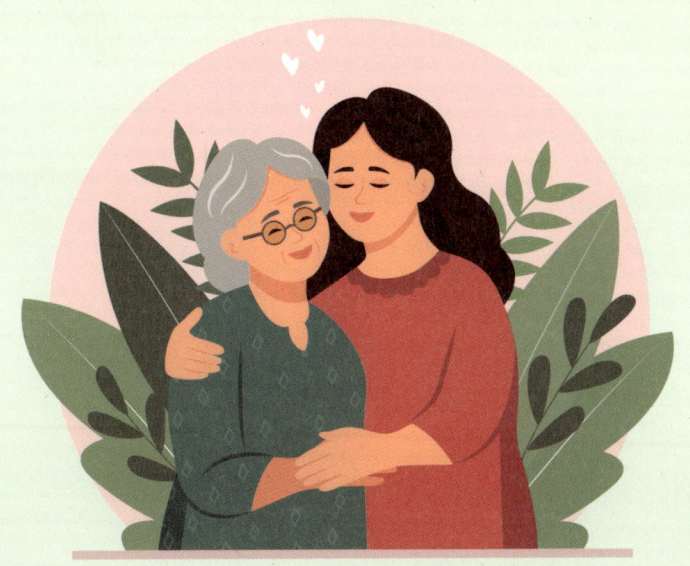

1) 할머니는 자신처럼 힘든 삶이 딸에게 (되물림 / 대물림)되지 않기를 소망했다.

_____

2) (내노라 / 내로라)한 음식점은 아니었지만, 할머니는 50년 동안 음식점을 운영하며 딸을 키워냈다.

_____

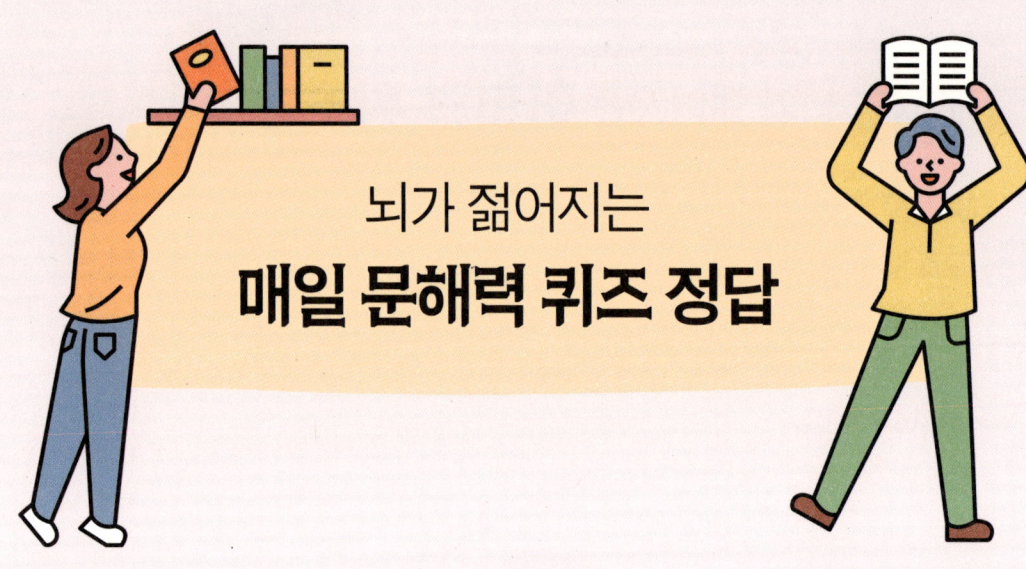

뇌가 젊어지는
매일 문해력 퀴즈 정답

6쪽 ········· 01
1) 고양이, 가방, 가위, 고무
2) 간장, 기념, 건강, 금년, 공놀이

7쪽 ········· 02
1) 정답예 나물, 냄비, 능선, 누수, 노후, 낭비
2) 정답예 당귀, 덤불, 대신, 동산, 덧신, 돼지

8쪽 ········· 03
1) 정답예 독감, 당뇨병, 관절염, 암, 건선, 통풍
2) 정답예 달리기, 수영, 등산, 요가, 댄스, 역도

9쪽 ········· 04
1) 정답예 수분(水分), 수해(水害), 수위(水位), 수산물(水産物)
2) 정답예 경쟁(競爭), 경기(競技), 경합(競合), 경륜(競輪)

10쪽 ········ 05

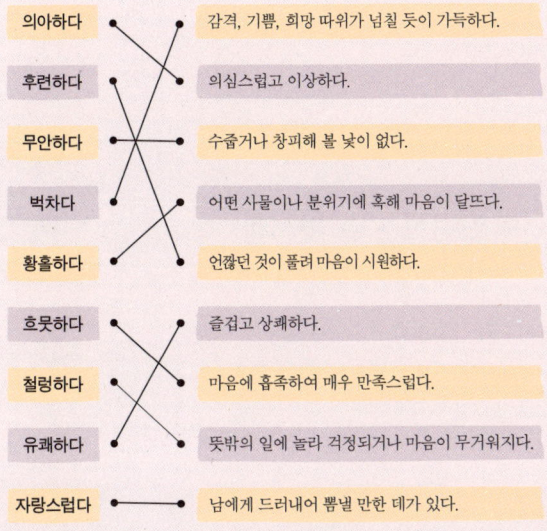

11쪽 ········ 06
1) 민원   2) 면역력   3) 통제   4) 창조   5) 판매   6) 협정

12~13쪽 ········ 07
1) ☑ 현실   2) ☑ 허락 — 승낙   3) ☑ 불허   4) ☑ 미래
5) ☑ 찬란 — 찬연   6) ☑ 거부

14쪽 ········ 08
1) ☑ 예상대로   ☑ 경박하게   2) ☑ 비탈진   ☑ 조용한

15쪽 ········ 09
1) ☑ 달보드레한 : '감칠맛이 있고 달착지근하다'는 뜻
2) ☑ 살갑게 : '마음씨가 부드럽고 상냥하다'는 뜻
3) ☑ 마음결 : '마음의 바탕'이라는 뜻

16쪽 ········ 10
1) 열   2) 호랑이   3) 뚝배기   4) 죽

17쪽 ········· 11
1) ☑ 등겨 먹던 개는 들키고 쌀 먹던 개는 안 들킨다.
2) ☑ 칼날 잡은 놈이 칼자루 잡은 놈을 당할까.

18~19쪽 ········· 12
1) 드라이아이스   2) 색연필   3) 여권   4) 빈티지   5) 무지개
6) 유튜브   7) 인쇄   8) 플렉스

20쪽 ········· 13
1) ☑ 유비무환(有備無患) : '미리 준비가 되어 있으면 걱정할 것이 없다'는 뜻
2) ☑ 권불십년(權不十年) : '권세는 십 년을 가지 못한다'는 뜻
3) ☑ 후덕재물(厚德載物) : '두터운 덕으로 만물을 품는다'는 뜻

21쪽 ········· 14
1) ☑ 남가일몽(南柯一夢) : '꿈과 같이 헛된 한때의 부귀영화'라는 뜻
2) ☑ 사필귀정(事必歸正) : '모든 일은 반드시 바르게 돌아가게 된다'라는 뜻
3) ☑ 화이부동(和而不同) : '남과 사이좋게 지내기는 하나, 무턱대고 어울리지는
　　　　　　　　　　　　　않는다'는 뜻

22~23쪽 ········· 15
1) 가리켰, 가르치, 가르쳤   2) 맞추, 맞히, 맞히   3) 잊, 잃   4) 설거지
5) 거꾸로   6) 체   7) 채   8) 어이없   9) 왠지   10) 들이켜   11) 낫   12) 낳

24~25쪽 ········· 16
1) 꿈   2) 미끄럼틀   3) 거북   4) 이름   5) 미래   6) 나무   7) 연필   8) 요강
9) 의자   10) 시간   11) 바람

26~27쪽 ······ 17

1) ☑ 고요하고 평온한
2) 낮 / 한낮의 햇살
3) 정답예 평화로움, 따스함, 여유로움 등
4) ☑ 활기차고 정겨운
5) 비 온 후, 햇살, 우산
6) 정답예 전 부치는 소리, 고소한 냄새, 젖은 땅 냄새, 물건들 진열하는 소리 등

28쪽 ······ 18

☑ 남성은 표준 체중보다 적게 나간다.

29쪽 ······ 19

1) 디지털   2) 어플(스마트폰의 애플리케이션(application)을 짧게 줄여 부르는 말인데, 규범 표기는 '애플'이지만 흔히 '어플'이라고 부른다.)

30~31쪽 ······ 20

1) ☑ 할머니가 요리하다가 주문을 잘못 받았다는 걸 알고 당황해하고 있다.
2) ☑ 할아버지와 함께 병원으로 간다.

32~33쪽 뇌가 젊어지는 집중력 퀴즈 1·2

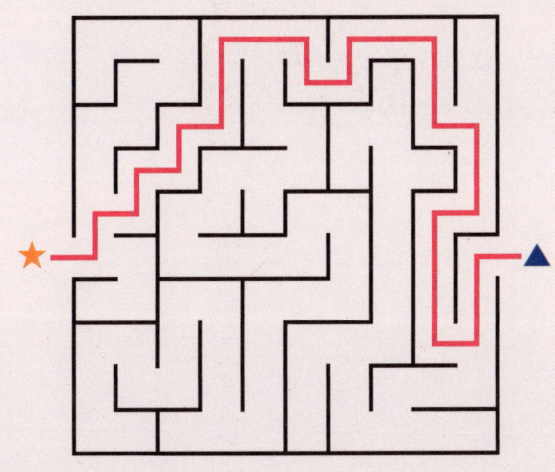
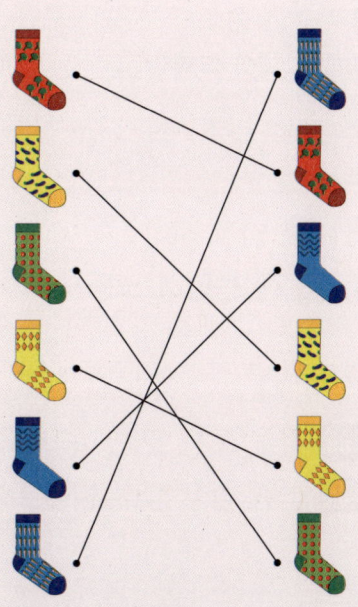

34~35쪽 뇌가 젊어지는 관찰력 퀴즈 1·2

 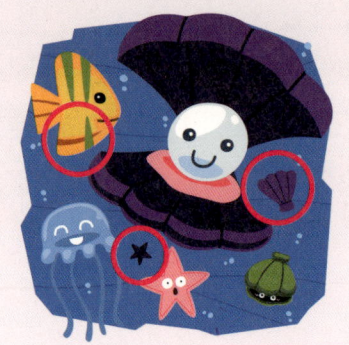

36~37쪽 뇌가 젊어지는 인지력 퀴즈 1·2

정답 예

자	신	감
	발	
	장	화
		초

문	화	재
	수	
	분	모
		발

쉴	뮈	최	은
휠	대	컹	행
킴	팍	포	최

포	껴	화	가
탱	도	쥐	특
쉬	큐	쇡	맹

38~39쪽 뇌가 젊어지는 어휘력 퀴즈 1·2

1) 중력   2) 협소   3) 어묵   4) 번화가
1) 기름때   2) 언짢았다

40쪽 21

1) 나라, 나무, 남자, 나비
2) 농담, 남동생, 눈덩이, 노동자

41쪽 22

1) 정답 예 마을, 모자, 모기, 마당, 물감, 모래
2) 정답 예 바위, 밥상, 밤길, 방울, 버섯, 벌레

42쪽 ········ 23

1) 정답예 불고기, 된장찌개, 비빔밥, 잡채, 냉면, 순두부찌개
2) 정답예 슬픔, 분노, 걱정, 두려움, 안도, 당황

43쪽 ········ 24

1) 정답예 광속(光束), 광명(光明), 광경(光景), 발광(發光)
2) 정답예 음성(音聲), 음악(音樂), 잡음(雜音), 저음(低音)

44쪽 ········ 25

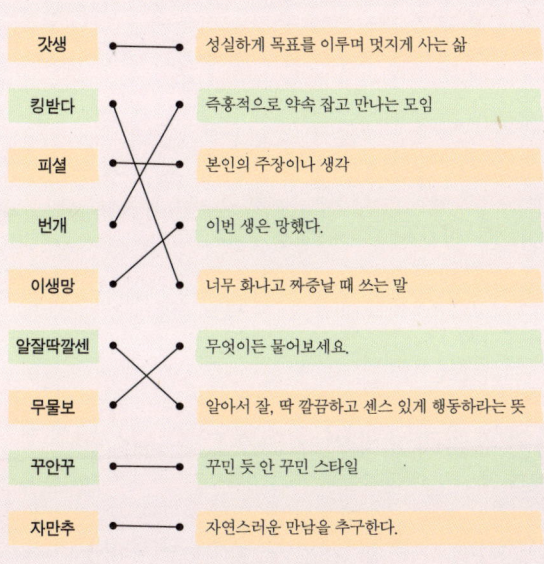

45쪽 ········ 26

1) 달성   2) 실외   3) 유감   4) 명언   5) 구입   6) 체형

46~47쪽 ········ 27

1) ☑ 비난   2) ☑ 공감 — 이해   3) ☑ 적대   4) ☑ 날숨
5) ☑ 노력 — 수고   6) ☑ 의심

48쪽 ········ 28

1) ☑ 감탄스러운   ☑ 망설였다   2) ☑ 밝아졌다   ☑ 차분하게

49쪽 ········ 29

1) ☑ 늘솔길 : '언제나 솔바람이 부는 길'이라는 뜻
2) ☑ 꽃잠 : '꽃처럼 아름답고 향기로운 잠'이라는 뜻
3) ☑ 노고지리 : '종달새'라는 뜻

50쪽 ········ 30

1) 귀   2) 뿔   3) 달   4) 손뼉

51쪽 ········ 31

1) ☑ 노루 친 막대기 삼 년 우린다.
2) ☑ 달기는 엿집 할머니 손가락이라.

52~53쪽 ········ 32

1) 만화경   2) 애플   3) 다반사   4) 쌍두마차   5) 청신호
6) 홍일점   7) 인공지능   8) 스마트폰

54쪽 ········ 33

1) ☑ 격세지감(隔世之感) : '오래지 않은 동안에 몰라보게 변해 아주 다른 세상이 된 것 같다'는 뜻
2) ☑ 고육지책(苦肉之策) : '어려운 상태를 벗어나기 위해 어쩔 수 없이 꾸며내는 계책'이라는 뜻
3) ☑ 동상이몽(同床異夢) : '겉으로는 같이 행동하면서도 속으로는 각각 딴생각을 한다'는 뜻

55쪽 ········ 34

1) ☑ 침소봉대(針小棒大) : '작은 일을 크게 부풀려 떠벌린다'는 뜻
2) ☑ 결초보은(結草報恩) : '죽은 후에라도 은혜를 잊지 않고 갚는다'는 뜻
3) ☑ 청천벽력(靑天霹靂) : '맑게 갠 하늘에서 치는 날벼락'이라는 뜻

56~57쪽 ········· 35

1) 조렸, 졸였, 졸였　　2) 넣었, 놓아　　3) 이, 있, 이어　　4) 막히
5) 말랐　　6) 구우　　7) 눕혔　　8) 놀려　　9) 막　　10) 굽혔
11) 말렸　　12) 놀랐

58~59쪽 ········· 36

1) 그림자　　2) 달걀　　3) 와장창　　4) 바늘　　5) 낙타　　6) 빨랫줄
7) 성냥　　8) 시계　　9) 청소기　　10) 걸레　　11) 지퍼

60~61쪽 ········· 37

1) ☑ 조용하고 그리운
2) 여름 / 매미 소리
3) 정답 예 기다림, 그리움, 담담함 등
4) ☑ 잔잔하고 사색적인
5) 비 내림 / 빗방울, 우산
6) 정답 예 외로움, 고요함, 차분함 등

62쪽 ········· 38

☑ 진통제는 매일 3번 복용해야 한다.

63쪽 ········· 39

1) 스마트　　2) 새벽

64~65쪽 ········· 40

1) ☑ 중년의 남자가 카페에서 커피를 마시며 태블릿을 사용하고 있다.
2) ☑ 어르신들이 함께 웃으며 어깨동무한다.

66~67쪽 뇌가 젊어지는 집중력 퀴즈 1·2

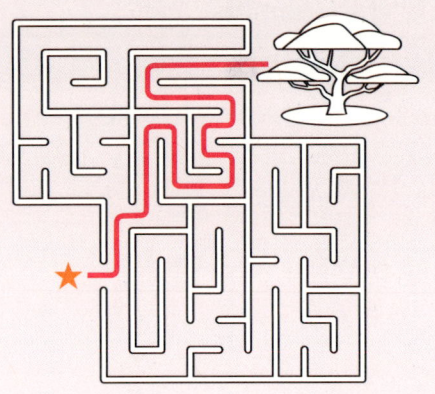
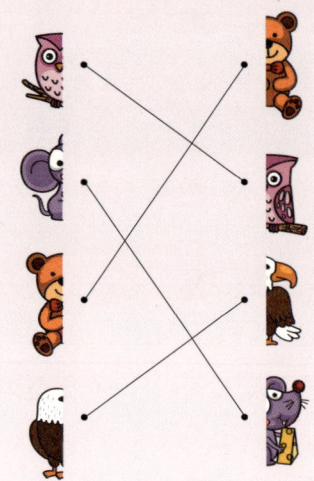

68~69쪽 뇌가 젊어지는 관찰력 퀴즈 1·2

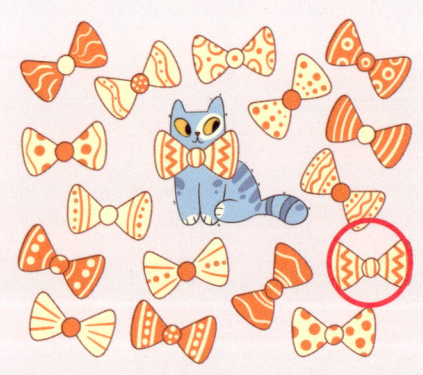
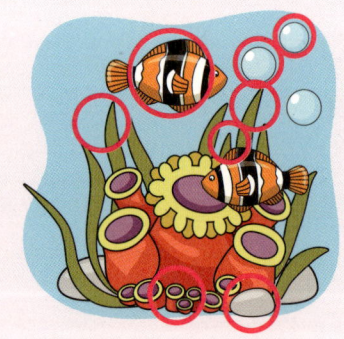

70~71쪽 뇌가 젊어지는 인지력 퀴즈 1·2

정답 예

요	양	원
	귀	
비	밀	
	수	

유	전	자
		자
	동	불
		건

뭐	껄	무	쇄
색	깔	료	횡
촛	칼	콩	삯

않	것	정	있
윙	석	퓨	보
공	커	룩	팽

72~73쪽 뇌가 젊어지는 어휘력 퀴즈 1·2

1) 담백 2) 중고 3) 필사 4) 정치가
1) 진흙탕 2) 개의치

74쪽 ······ 41
1) 다리, 대문, 도서관, 두부
2) 도련님, 두레박, 두려움, 동그라미, 다람쥐

75쪽 ······ 42
1) [정답 예] 아침, 언덕, 약속, 연못, 엽서, 옥상
2) [정답 예] 장소, 지갑, 지도, 졸음, 조개, 종이

76쪽 ······ 43
1) [정답 예] 지하철, 택시, 자전거, 비행기, 기차, 오토바이
2) [정답 예] 의사, 요리사, 경찰, 가수, 농부, 배우

77쪽 ······ 44
1) [정답 예] 수화(手話), 악수(惡手), 수술(手術), 박수(拍手)
2) [정답 예] 인구(人口), 인물(人物), 인생(人生), 인격(人格)

78쪽 ······ 45

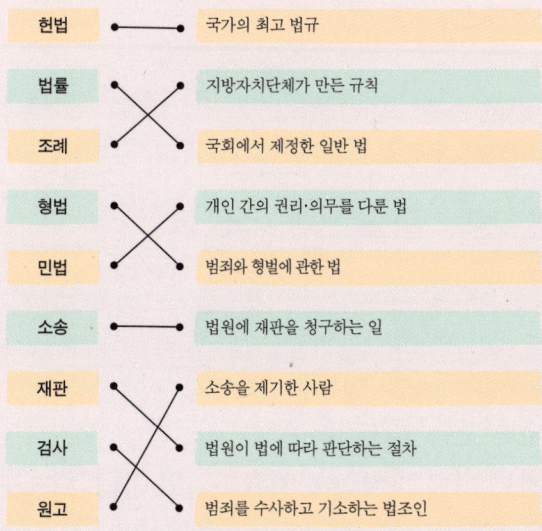

79쪽 ······ 46
1) 설득   2) 존경   3) 경쟁   4) 추측   5) 낭비   6) 공감

80~81쪽 ········ 47
1) ☑ 낯익은　　　2) ☑ 찬성 — 존중　　　3) ☑ 반대　　　4) ☑ 소란스러운
5) ☑ 창의 — 창작　　6) ☑ 모방

82쪽 ········ 48
1) ☑ 위축　　☑ 기대감　　　　2) ☑ 흠뻑　　☑ 기쁘게

83쪽 ········ 49
1) ☑ 여우비 : '볕이 나 있는 날 잠깐 오다가 그치는 비'라는 뜻
2) ☑ 돌개바람 : '갑작스레 위로 휘몰아쳐 부는 바람'이라는 뜻
3) ☑ 마파람 : '남쪽에서 부는 바람'이라는 뜻

84쪽 ········ 50
1) 바늘구멍　　　2) 나팔　　　3) 잔치

85쪽 ········ 51
1) ☑ 벼룩 꿇어앉을 땅도 없다.
2) ☑ 법 모르는 관리가 볼기로 위세 부린다.

86~87쪽 ········ 52
1) 수세미　2) 인스타그램　3) 거울　4) 힐링　5) 물　6) 키오스크
7) 포도　8) 컬링

88쪽 ········ 53
1) ☑ 막역지우(莫逆之友) : '허물없이 아주 친한 친구'라는 뜻
2) ☑ 새옹지마(塞翁之馬) : '인생의 길흉화복은 변화가 많아서 예측하기가 어렵다'는 뜻
3) ☑ 양두구육(羊頭狗肉) : '겉보기만 그럴듯하게 보이고 속은 변변하지 않다'는 뜻

89쪽 ······ 54

1) ☑ 중과부적(衆寡不敵) : '적은 수효로 많은 수효를 대적하지 못한다'는 뜻
2) ☑ 인과응보(因果應報) : '행위의 선악에 대한 결과를 나중에 받게 된다. 즉 행한 대로 그 대가를 받는다'는 뜻
3) ☑ 과유불급(過猶不及) : '과도한 것도 좋지 않고 부족한 것도 좋지 않다'는 뜻

90~91쪽 ······ 55

1) 데웠, 데 2) 개발, 계발 3) 낮, 낫 4) 바람 5) 들어냈
6) 뒤풀이 7) 멋쩍은 8) 쌓 9) 드러났 10) 금세 11) 대물림 12) 버텼

92~93쪽 ······ 56

1) 우산 2) 젓가락 3) 초 4) 피아노 5) 까닭 6) 망치
7) 세금 8) 나물 9) 대장균 10) 정삼각 11) 이발사

94~95쪽 ······ 57

1) ☑ 추억에 잠긴 조용한
2) 정답 예 옛 추억이 떠올라서, 사랑하는 사람이 생각나서, 편지 속 따뜻한 말들이 생각나서 등
3) 정답 예 낡은 손수건 ➡ 지나간 시간을 떠올리게 해줘서 등
   빛바랜 편지 ➡ 누군가와의 소중한 추억이 떠올라서
4) ☑ 한적하고 평화로운
5) 저녁 / 노을
6) 정답 예 뿌듯함, 정성, 여유로움, 자연과 함께하는 평온함 등

96쪽 ······ 58

☑ 매달 50만 원을 넣으려면 B은행 적금이 더 좋다.

97쪽 ······ 59

1) 페이 2) 쇼츠

98~99쪽 ·········· 60

1) ☑ 꼭두각시 인형이 줄의 동작에 따라 움직이고 있다.
2) ☑ 할머니가 골을 넣고 기뻐하며 동료들과 포옹한다.

100~101쪽 **뇌가 젊어지는 집중력 퀴즈 1·2**

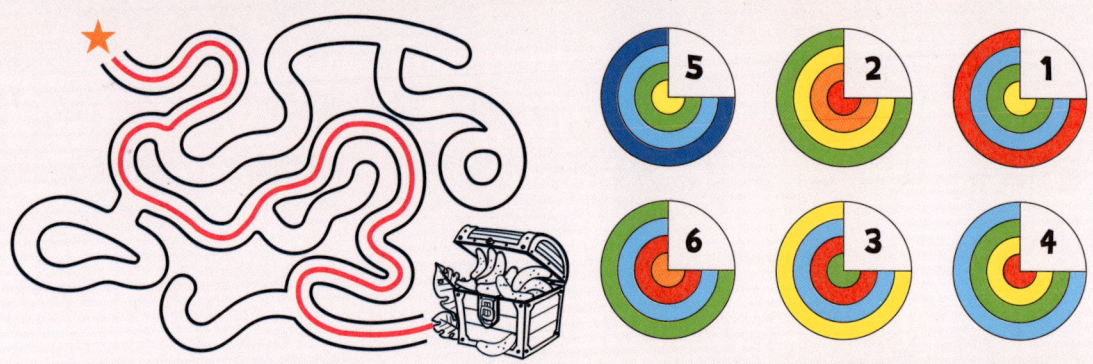

102~103쪽 **뇌가 젊어지는 관찰력 퀴즈 1·2**

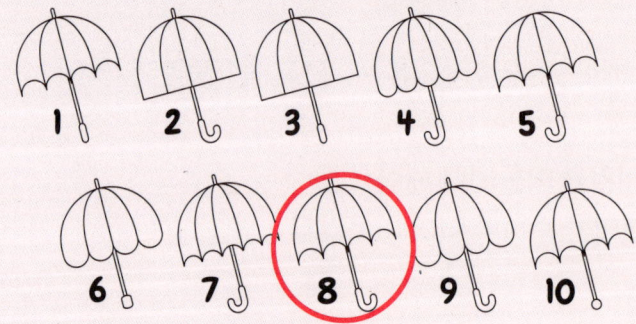
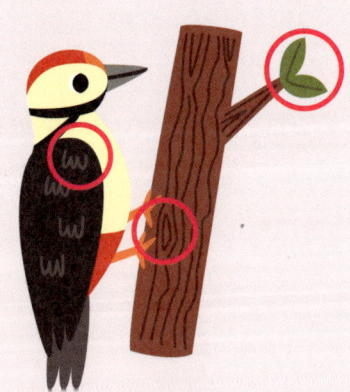

104~105쪽 **뇌가 젊어지는 인지력 퀴즈 1·2**

정답 예

흙	수	저
	납	
	원	망
		상

소	비	량
		효
	율	동
		선

그	톡	픽	땅
수	탉	대	롭
랜	징	샤	표

사	샤	또	휼
랑	지	혜	풍
해	타	피	둔

106~107쪽 뇌가 젊어지는 어휘력 퀴즈 1·2
1) 사공   2) 유튜버   3) 유세   4) 청소
1) 도긴개긴   2) 안절부절못했다

108쪽 ········ 61
1) 런닝, 로봇, 리듬, 레몬   2) 무밭, 문법, 마법, 모범

109쪽 ········ 62
1) 정답 예) 탁자, 털옷, 토끼, 통로, 톱날, 토막
2) 정답 예) 하루, 하품, 한숨, 한복, 해변, 해물

110쪽 ········ 63
1) 정답 예) 피아노, 드럼, 트럼펫, 플루트, 하모니카, 첼로
2) 정답 예) 일본, 중국, 미국, 독일, 이탈리아, 오스트레일리아

111쪽 ········ 64
1) 정답 예) 석탄(石灘), 석유(石油), 암석(巖石), 석재(石材)
2) 정답 예) 경마(耕馬), 승마(乘馬), 마차(馬車), 마패(馬牌)

112쪽 ········ 65

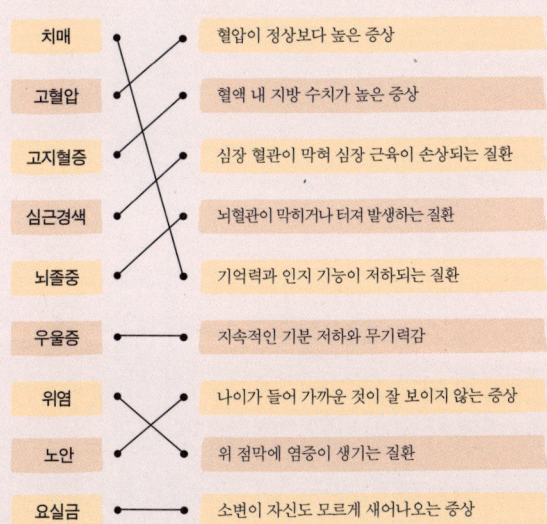

155

113쪽 ········ 66
1) 반복　2) 재능　3) 오해　4) 참견　5) 응답　6) 휴식

114~115쪽 ········ 67
1) ☑ 무질서　2) ☑ 근면 ― 성실　3) ☑ 분열　4) ☑ 첨가
5) ☑ 분담 ― 분열　6) ☑ 부족

116쪽 ········ 68
1) ☑ 답답한　☑ 날카로운　2) ☑ 안락한　☑ 즐겁게

117쪽 ········ 69
1) ☑ 다솜 : '사랑'이라는 뜻
2) ☑ 혜윰 : '마음속에 떠오르는 생각이나 깨달음'이라는 뜻
3) ☑ 온새미로 : '언제나 변함없이'라는 뜻

118쪽 ········ 70
1) 가랑비　2) 쇠뿔　3) 초년고생　4) 홍두깨

119쪽 ········ 71
1) ☑ 보리누름에 설늙은이 얼어 죽는다.
2) ☑ 마당 벌어진 데 웬 솔뿌리 걱정

120~121쪽 ········ 72
1) 허수아비　2) 기생충　3) 텀블러　4) 오이　5) 자전거　6) 호랑이　7) 카페인　8) 달력

122쪽 ········ 73
1) ☑ 적반하장(賊反荷杖) : '잘못한 사람이 아무 잘못도 없는 사람을 나무란다'는 뜻
2) ☑ 자승자박(自繩自縛) : '자기의 줄로 자기 몸을 옭아 묶는다. 즉 자기가 한 말과 행동에 자기 자신이 옭혀 곤란하게 된다'는 뜻
3) ☑ 촌철살인(寸鐵殺人) : '한 치의 쇠붙이로도 사람을 죽일 수 있다. 즉 간단한 말로도 남을 감동하게 하거나 남의 약점을 찌를 수 있다'는 뜻

123쪽 ········ 74

1) ☑ 구사일생(九死一生) : '아홉 번 죽을 뻔하다 한 번 살아난다. 즉 죽을 고비를 여러 차례 넘기고 겨우 살아난다'는 뜻
2) ☑ 권모술수(權謀術數) : '목적 달성을 위하여 수단과 방법을 가리지 않는 온갖 모략이나 술책'이라는 뜻
3) ☑ 혼비백산(魂飛魄散) : '혼백이 어지러이 흩어진다. 즉 몹시 놀라 넋을 잃었다'는 뜻

124~125쪽 ········ 75

1) 틀리, 다르, 틀리   2) 한참, 한창, 한창   3) 빛, 빚, 빗   4) 들렀   5) 감기
6) 들리   7) 이루었   8) 읽히   9) 이르러   10) 늘려   11) 감   12) 일컬

126~127쪽 ········ 76

1) 별   2) 눈덩이   3) 이별   4) 달   5) 줄다리기   6) 바지
7) 바퀴벌레   8) 딱따구리   9) 공작새   10) 고집   11) 뼈다귀

128~129쪽 ········ 77

1) ☑ 평화롭고 따뜻한
2) 저녁 / 해는 서서히 기울고, 황금빛
3) 정답예 정겨움, 사랑스러움, 평화, 함께하는 기쁨 등
4) ☑ 잔잔한 그리움이 느껴지는
5) 정답예 어린 시절의 선생님, 친구, 추억, 교복, 종소리 등
6) 정답예 책상 위에는 이름이 새겨진 흔적 ➡ 친구와 도시락을 함께 먹던 게 생각나서
누렇게 바랜 졸업 사진 ➡ 그 시절의 친구들이 생각나서

130쪽 ········ 78

☑ 싱싱마트를 가려면 701번 버스를 타면 된다.

131쪽 ········ 79

1) 노령   2) 저당

132~133쪽 ········ 80

1) ☑ 한 사람이 채소를 고르고 있다.
2) ☑ 판다가 편하게 누워서 대나무를 먹는다.

134~135쪽 뇌가 젊어지는 집중력 퀴즈 1·2

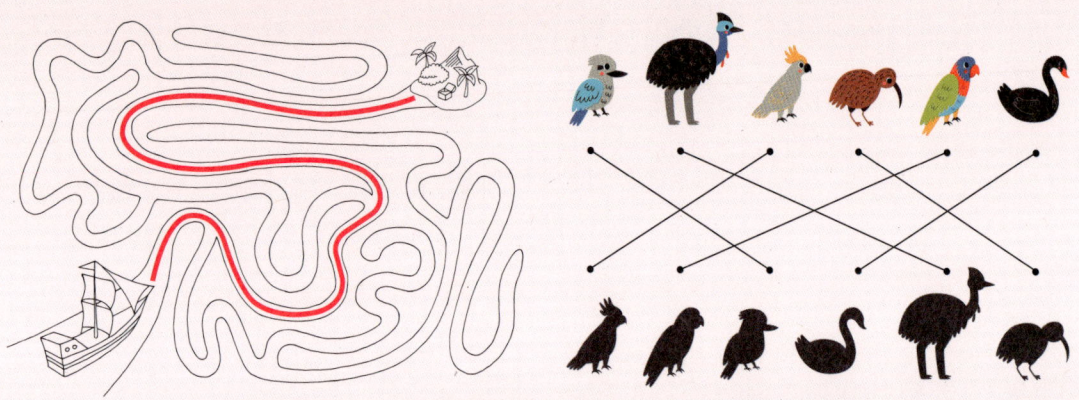

136~137쪽 뇌가 젊어지는 관찰력 퀴즈 1·2

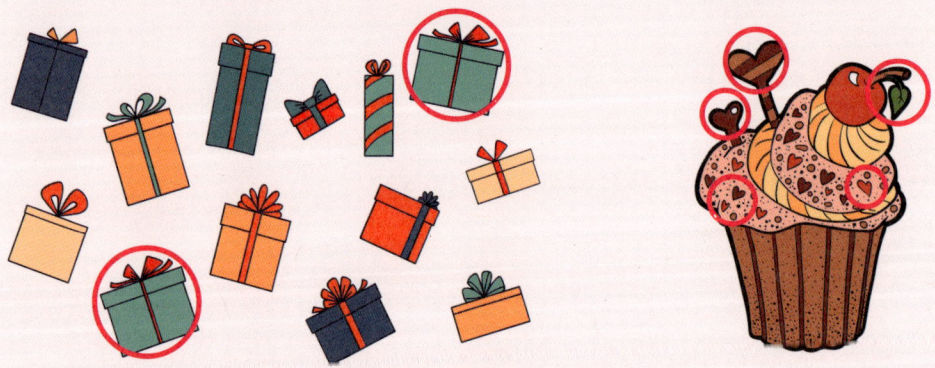

138~139쪽 뇌가 젊어지는 인지력 퀴즈 1·2

정답예

박	물	관
	방	
개	관	
	리	

나	일	강
		가
	견	주
		소

탄	낱	없	갸
력	휘	격	츄
숭	과	꽈	엿

휴	값	붉	위
훑	대	험	꽈
첨	쾅	폰	뜽

140~141쪽 뇌가 젊어지는 어휘력 퀴즈 1·2
1) 다방   2) 달동네   3) 뻥튀기   4) 종이학   5) 떡
1) 대물림   2) 내로라

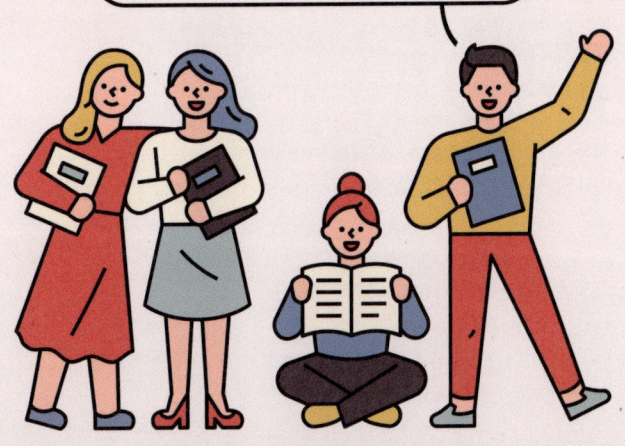

어른을 위한 두뇌 운동 퀴즈북
뇌가 젊어지는 매일 문해력 퀴즈

1판 1쇄 인쇄 2025년 9월 1일
1판 1쇄 발행 2025년 9월 10일

―

지은이 HRS 학습센터

―

펴낸이 김은중
편집 허선영 디자인 김순수
펴낸곳 가위바위보
출판 등록 2020년 11월 17일 제 2020-000316호
주소 경기도 부천시 소향로 25, 511호 (우편번호 14544)
전화 070-4242-5011 팩스 02-6008-5011 전자우편 gbbbooks@naver.com
네이버블로그 gbbbooks 인스타그램 gbbbooks 페이스북 gbbbooks

―

ISBN 979-11-92156-47-7 14690
ISBN 979-11-92156-18-7 14690(세트)

* 책값은 뒤표지에 있습니다.
* 이 책의 내용을 사용하려면 반드시 저작권자와 출판사의 동의를 얻어야 합니다.
* 잘못된 책은 구입처에서 바꿔 드립니다.

가위바위보 출판사는 나답게 만드는 책, 그리고 다함께 즐기는 책을 만듭니다.